Marco Gerhards

Die Atemformen – Praxisbuch

Marco Gerhards

Die Atemformen

Praxisbuch

Mit Zeichnungen von

Thomke Meyer

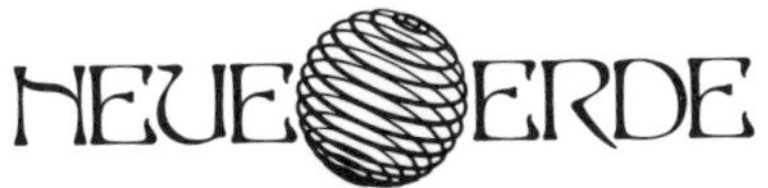

Bücher haben feste Preise.
1. Auflage 2021

Marco Gerhards
Die Atemformen – Praxisbuch

Zeichnungen:
Thomke Meyer

Umschlag:
Illustration: Thomke Meyer
Gestaltung: Dragon Design, GB

Satz und Gestaltung:
Dragon Design, GB
Gesetzt aus der Minion

Gesamtherstellung: Appel & Klinger, Schneckenlohe
Printed in Germany

ISBN 978-3-89060-791-7

Neue Erde GmbH
Cecilienstr. 29 · 66111 Saarbrücken
Deutschland · Planet Erde
www.neue-erde.de

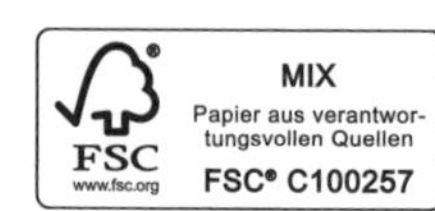

Inhalt

Einleitung

Jeder Mensch atmet. Doch gibt es beim Menschen zwei Atemformen:

- die aktive Einatmung mit passiver Ausatmung oder
- die passive Einatmung mit aktiver Ausatmung.

Diese Atemformen sind sehr einfach und natürlich, und sie beeinflussen Körperhaltung, Bewegungsverhalten und Stoffwechsel. Alle, die sich mit ihrem Körper (oder beruflich mit dem Körper anderer) befassen, sollten die Atemformen kennen. Diese Kenntnis ist ein wichtiges Hilfsmittel: zur Selbsterkenntnis und persönlichen Entwicklung wie zur Einschätzung der jeweiligen Veranlagung von Patienten oder Klienten, Partnern oder Schülern. Eine gründliche Darlegung, um das Phänomen der Atemformen vollständig zu durchdringen, finden Sie in meinem Buch »Die Atemformen beim Menschen« (2016, Neue Erde).

In diesem Buch soll es um die praktische Bestätigung der jeweiligen Atemform gehen und wie wir sie im alltäglichen Umgang mit dem Körper berücksichtigen. Elsa Gindler, die Pionierin der modernen Körperpädagogik, pflegte zu sagen: »Wir machen keine Gymnastik, um auf der Matte etwas zu erreichen, sondern um sie in das wirkliche Leben zu übertragen.«

So sollen die Hinweise in diesem Buch als Impulse für einen realistischen Abgleich dienen, für eine sinnvolle und sinnenbetonte Verbundenheit mit dem Körper: mit der eigenen leiblichen Gestalt. Das Buch bietet kurze theoretische Erläuterungen und zahlreiche Übungen, um die jeweilige Atemform zu erkennen. Darüber hinaus werden Beispiele und Anregungen gegeben, um die jeweilige Atemform optimal in das alltägliche Bewegungs- und Lebensverhalten zu integrieren.

Vollständiges Atmen optimiert den Stoffwechsel und unterstützt das körpereigene System maßgeblich. Kennen wir die Atemform, sind wir in der Lage, uns körperlich optimal auszurichten und der unserem Wesen angeborenen Natürlichkeit gerecht zu werden.

Was ist die Atemform?

Warum sind wir nicht alle gleich? Wir gehören doch alle zur menschlichen Spezies, haben alle ein Herz, eine Leber und ein Gehirn, in der Regel die gleiche Anzahl Knochen und Muskeln. Das Blut pumpt den Sauerstoff in unsere Zellen, diese nutzen ihn zur Energiegewinnung und geben die Abfallprodukte zurück ins Blut.

Wir Menschen sind nicht alle gleich, weil der Rhythmus des Lebens, die Aufnahme, Verwertung und Abgabe der sauerstofflichen Energie in so feinen Abstufungen erfolgt, dass eine exakte Gleichheit nicht einmal auszudenken wäre. Das gilt für alle physiologischen Abläufe im Körper, bei denen nicht bloß ein paar Millionen, sondern vielmehr Millionen *mal* Millionen von Zellen beteiligt sind. Wie sollen die bei allen Menschen übereinstimmen, ganz zu schweigen, dass man bei einer Vielzahl von Körpervorgängen nur Vermutungen anstellen kann? Einfacher sieht es da schon bei der Atmung aus: Hier gibt es nur das Ein und das Aus zu beobachten und zu messen. Doch auch dieser Rhythmus, der sich beständig auf alles Tun einstellt, ist jederzeit unterschiedlich, so wie jedes einzelne atmende Leben fortlaufend anders getaktet ist.

Wir sind alle unterschiedliche Atmer, haben individuelle Knochen, einen eigenen Kreislauf, der eigene Organellen versorgt, die ihrerseits Organe und mit ihnen den gesamten Organismus zu erwecken vermögen. Gleiches gilt für alle anderen Tiere und Lebewesen. Die Einzelnen ihrer Art sind sich dabei ähnlich – niemals gleich.

Die Eigenarten des menschlichen Körpers sind grundlegend bereits im Erbgut verankert, welches für die typisch menschliche Gestalt sorgt. Diese wiederum ist die Folge einer Millionen Jahre alten Verankerung von zellulären Informationen, wodurch der menschliche Körper, besonders im Mutterleib und den ersten drei Lebensjahren, die eigene biologische Entwicklungsgeschichte rekapituliert. So wundert es auch nicht, dass verwandte Säugetiere dem Menschen genetisch fast gleich sind.

Doch 100 Prozent gleich, auch genetisch, ist man nicht einmal einem Genossen der eigenen Art. Und doch einigen wir uns darauf, Menschen zu sein: du und ich und wir; zwar nicht genetisch gleich, aber von derselben Art. Und wir alle atmen.

Der Rhythmus der Atmung ist einfach: ein und aus. Wer genauer mitfühlt, nimmt auch die Übergangsmomente wahr. Das Innehalten nach der Einatmung, die Leere nach der Ausatmung. In besonders extremen Lebensmomenten geschieht die Fixierung auf einen dieser beiden Übergangsmomente automatisch: Wir halten vor Schreck den Atem an oder verharren nach einem intensiven Schrei in der Leere der Wut. So geht es allen Menschen – sie sind sich ähnlich, aber gleichen sich nicht. Bei der Farbe der Augen sind die Unterschiede offensichtlich, beim Rhythmus des Atmens eigentlich auch. Jedoch ist der Unterschied hier nur minimal: der liegt im Rhythmus und in der Funktion des Ein und Aus. Welcher Puls für gewöhnlich schneller oder langsamer, welcher Haarwuchs stark oder schwach, welcher Knochen dichter oder poröser ist: Derlei Unterschieden nimmt sich die Medizin an; aber warum interessiert man sich so selten für die zwei Formen der Atmung? Oder anders: Warum versteht jeder die Form nur so, als wäre die eigene Atemform die einzig mögliche?

Die medizinischen Lexika geben Auskunft. Oder besser gesagt: Sie geben widersprüchliche Auskunft. Anatomie und Physiologie bieten »Gesetze« an – doch hinsichtlich der Atmung gehen die nicht überein, wie folgende Beispiele von Aussagen medizinischer Fachleute zeigen:

»Die Atmung des Gesunden ist regelmäßig und gleichmäßig tief, von den willkürlich beeinflussten oder leistungsbedingten Unregelmäßigkeiten abgesehen. Das Zeitverhältnis zwischen Einatmung und Ausatmung entspricht etwa 1:2, das heißt die Ausatmung dauert etwa doppelt so lange wie die Einatmung.«

»Abgesehen von einer willkürlichen Ausatmung (Expiration), ist bei Säugern die Einatmung (Inspiration) ein aktiver Vorgang, die Expiration dagegen weitgehend passiv.«

Auch von Fachleuten aus anderen Bereichen, die sich ebenfalls intensiv mit der Atmung beschäftigen müssen, erhalten wir die gleichen widersprüchlichen Informationen. Musik- und Gesangslehrer erteilen in ihren Lehrbüchern folgende Ratschläge:

»Darum darf man weder bei künstlerischem Sprechen noch Singen tief einatmen, weil zu viel Luft in die Lunge dringt, die wir wohl beim Gehen oder Laufen, niemals aber bei künstlerischem Sprechen oder Singen wieder loswerden können.«

»Es ist sinnvoll, die maximale mögliche Luftmenge in kürzester Zeit einzuatmen.«

»Pumpe dich nicht voll mit Luft. Atme ohne jede Absicht ein. Versuche zuallererst, richtig auszuatmen, das Einatmen erfolgt dann nach einem ganz gewissen Gesetz.«

Es ist deutlich zu erkennen, dass sowohl Mediziner als auch Musiker zwei gegensätzliche Handlungsanweisungen geben: entweder die der aktiven

Einatmung und passiven Ausatmung oder die der passiven Einatmung und der aktiven Ausatmung. Das ist einerseits berechtigt, denn sie folgen damit ihrem eigenen natürlichen Rhythmus. Doch da sie nur von sich ausgehen, lassen sie die zweite mögliche Form der Atmung außer acht. Was um so erstaunlicher ist, als dass man das Prinzip der Atemformen auch physiologisch erklären kann.

Während alle Urformen der menschlichen Gestalt vor der Geburt angelegt und zum Teil schon ausgeprägt sind, bildet sich die Atemform erst zum Auftakt des irdischen Daseins. Aber danach bleibt ein dominanter Einatmer jedoch ein Leben lang ein Einatmer, so wie ein dominanter Ausatmer ein Ausatmer bleibt. Denn diese Form ist mit dem Menschen zur Welt gekommen – als erste irdische Prägung, als direkte Resonanz auf die ihn umgebenden Kräfte, und sie verändert sich nicht mehr. Gleichwohl arbeiten viele Menschen – häufig unbewusst – dagegen an.

Im weiteren Verlauf des Lebens gilt eine ähnliche Spezifizierung auch für die Nutzung der Sinnesorgane, für den Rhythmus von Bewegung und Sprache, für das Sozialverhalten und den Gebrauch des Denkens. Gleichwohl sind diese Formen wandelbar, wenn auch individuell in unterschiedlichem Maße. Derjenige, der bevorzugt über das Hören lernt, kann es auch über die Augen, wenn auch nicht so gut. Derjenige, der tendenziell leise spricht, kann sehr wohl auch mal laut werden; gleiches gilt für den Schreihals, der auch mal still sein kann.

Die Lebensführung

Wer seiner Kondition Rechnung trägt, lebt besser. Wer schnell arbeitende Muskeln besitzt, der jagt seine Beute. Wer flinke Hände hat und Netze bauen kann, fängt seine Beute auf diese Weise, um sein Überleben zu sichern. Versucht ein Netzbauer ein Jäger zu sein, wird er sich schwerer tun. So ist es auch mit der menschlichen Atemform: Lebe ich meiner Atemform entsprechend, stellen sich Gesundheit und Wohlbefinden oder zumindest ein homöostatischer Rhythmus der gesamten Physiologie ein. Lebe ich hingegen wider meine Atemform, wird dies von der Natur oft mit Leistungsabfall und Krankheit beantwortet.

Natürlich sind dies bis zu einem gewissen Grad Verallgemeinerungen, die vom Maß der Toleranz und von Konstitution oder Alter abhängen. Würde man versuchen, bereits bei Einjährigen bestimmend einzugreifen, wären sie noch nicht in der Lage, die gegen die eigene Form sprechenden Vorgaben umzusetzen. Das wäre bei der Atemtechnik: »Atme in den Brustkorb«; beim Bewegungsverhalten: »Steuere deinen Körper vom Becken her«; bei der Ernährungsweise: »Trinke so und so viel Liter Wasser am Tag.« Erst im weiteren Verlauf der Kindheit und dann besonders im Jugend- und Erwachsenenalter sind Menschen bereit, derlei Vorgaben zu befolgen– wider besseren Empfindens.

Deswegen will dieses kleine Buch klare, einfache und anwendbare Hinweise geben, welches Verhalten welcher Atemform entspricht. Viele sind erstaunt, dass sie vielen Hinweisen bereits folgen, ohne etwas über sie zu wissen; und viele sind erschüttert, wenn sie erkennen, dass sie bestimmte Verhaltensweisen in früheren Jahren nur widerstrebend übernommen haben. Und alle werden überrascht sein, dass sich manche Verhaltensweise, die zu ihrer Atemform gehören, anfangs nicht natürlich und richtig anfühlt, weil sich die falschen Gewohnheiten so festgesetzt haben. Gleichwohl gibt es die den Atemformen innewohnende biomechanische Logik, der es zu folgen gilt.

Die Atmung ist eindeutig

Die Besonderheit der Atmung liegt in ihrer Eindeutigkeit. Jeder von uns atmet entweder stärker ein als aus, oder er atmet stärker aus als ein: jeden Tag, vom ersten Moment des Lebens an. Es ist notwendig für alle Menschen. Die Dominanz mag stark oder weniger stark ausgeprägt sein; gleichwohl ist die Form jederzeit ersichtlich und trägt einheitliche Merkmale. Besonders die vegetativen Phänomene des Schlafatems, Orgasmusatems und Stressatems machen die Formen ersichtlich. In diesen drei Momenten erfahren Menschen ihr Ureigenes besonders deutlich. Beim Schlafen merken wir es natürlich nicht, es kann aber von anderen wahrgenommen werden. Der Orgasmusatem (der intensive Atem, der sich nach dem Orgasmus einstellt) ist hingegen besonders deutlich wahrnehmbar und die sicherste Hilfe, wenn es um die Frage geht, in welcher Form man seit der Geburt atmet.

Viele andere Merkmale, die sich eigentlich aus der Logik der Biomechanik ergeben und die eigene Atemform ersichtlich machen sollten, sind häufig kein sicheres Kriterium. Dies liegt an der massiven Manipulation, denen vor allen Dingen heranwachsende und erwachsene Menschen unterworfen sind.

Das Bewegungsverhalten oder die normale, alltägliche Atemmechanik sind als Erkennungsmerkmal der Atemform daher nicht immer geeignet. Denn die äußere Manipulation hat auf Atmung, Biomechanik und Physiologie des Körpers einen massiven Einfluss. Wer hingegen Hunde, Katzen, Schweine, Kühe oder andere Tiere beim Ruhen bestaunen kann, wird die jeweils dominante Atemform wahrnehmen. Beim erwachsenen Menschen ist das nicht immer möglich; bei Kindern, je jünger sie sind, kommt es hingegen zum gleichen wahrnehmenden Empfinden wie beim Beobachten der Tiere.

Möglichkeiten, mit diesem Buch zu arbeiten

Das Buch bietet zwei Möglichkeiten.

- Erstens: das Erspüren der Bedingungen, Fähigkeiten, Vorteile und Eigenarten unserer dominanten Atemform.
- Zweitens: die Erfahrung des Tuns durch die Übungen zum Verfeinern, Verfestigen und Erleben.

Wenn Sie zum Beispiel einmal erlebt haben, wie Ihr starr aufgerichteter Hinterkopf (die Verlängerung des geraden Nackens, der berühmte »Faden«, an dem der Kopf »aufgehängt« sein soll), den eigenen Nackenbereich unangenehm anspannt, und begreifen, dass dieser Hinweis, von wem auch immer er kam, nicht für Sie gemacht ist, haben Sie Wahlmöglichkeiten.

Jetzt sind Sie aufgefordert, sich selbst zu spüren, die Formen körperlich zu begreifen und vollständig zu erleben.

Bringen Sie die richtige Atmung in Ihr Leben.

I

Die Anerkennung der zwei Gleichen

Menschen atmen nicht gleich; aber es gibt zwei Atemmuster, und die sind gleich: nicht in ihren individuellen Ausprägungen, aber in der zugrunde liegenden Form. Wir unterscheiden die aktive Einatmung mit passiver Ausatmung und die aktive Ausatmung mit passiver Einatmung. Diese Muster gilt es zuallererst anzuerkennen. Dies gelingt mit Hilfe einer einfachen Übung besonders gut. Sie vermittelt das logische Prinzip der Wechselwirkung von Anspannung und Entspannung und ist die wichtigste Übung dieses Buches, um das grundlegende Verständnis der natürlichen Rhythmen des Körpers zu begreifen.

Erfahren: Anspannung und Entspannung in der Bewegung
Stellen Sie sich aufrecht hin und beginnen Sie langsam damit, einen Arm vor- und zurückzuschwingen. Es soll ein leichtes, lockeres, gemütliches Pendeln sein. Nehmen Sie dabei wahr, welche Richtung Sie beim Schwung bevorzugen.

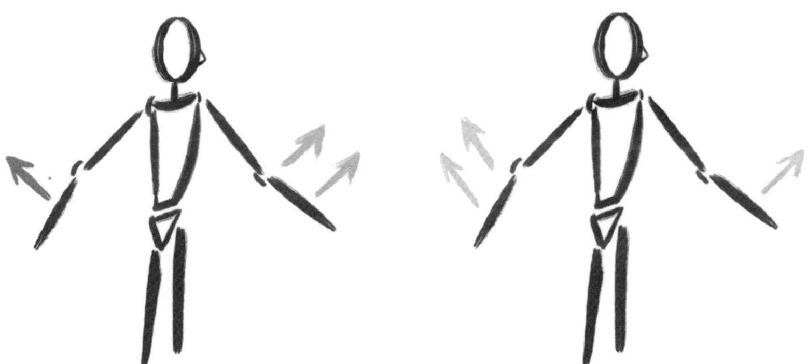

Abb. 1: Welche Richtung führt – vor oder zurück?

Lieber nach vorne oder lieber nach hinten? Oder fällt Ihnen dabei kein Unterschied auf?

Verstärken Sie die Übung, indem Sie wahrnehmen, in welche Richtung Sie Ihren Arm aktiv schwingen und in welcher er passiv nachschwingt. Das heißt, in welche Richtung greifen Sie aktiv ein, welche folgt der anderen automatisch?

Um zu begreifen, dass diese Frage notwendig ist, dass eine Präferenz eindeutig und natürlich ist, versuchen Sie folgendes Experiment: Schwingen Sie den Arm mehrere Male aktiv in eine Richtung und danach auch aktiv in die andere Richtung.

Sie werden feststellen, dass sich eine Richtung davon anstrengend und unnötig kräftezehrend anfühlt. Es genügt eigentlich völlig, den Impuls in eine Richtung einzuleiten, die Gegenbewegung folgt wie bei einem Pendel von selbst.

Wie beim Atem ist auch der Bewegungsrhythmus darauf ausgerichtet, sich an die »ökonomischen« Vorgaben des Körpers zu halten. Aktivität in beide Richtungen erschöpft den Organismus. Ihr Körper wird automatisch dem wichtigsten Naturprinzip folgen und nur eine der beiden Richtungen aktiv ausführen, denn der Körper bewegt sich ökonomisch. Es geht um die größtmögliche Energieausbeute bei kleinstmöglichem Energieaufwand.

Erfahren: Anspannung und Entspannung im Atem

Übertragen Sie die Übung nun auf den Atem. Nehmen sie Ihre bevorzugte Atemrichtung wahr. In welche Richtung zieht oder drückt es Sie?

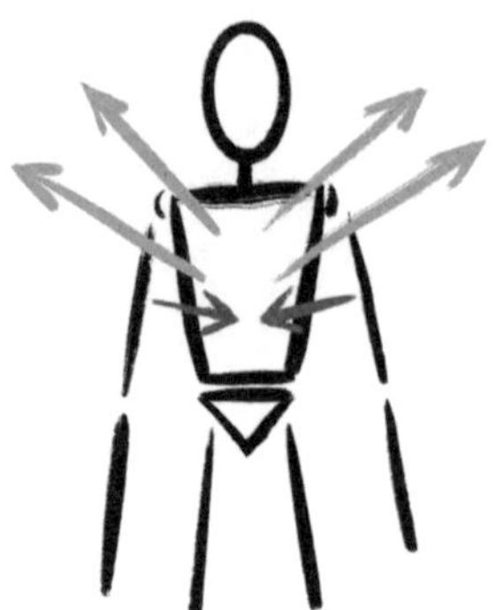

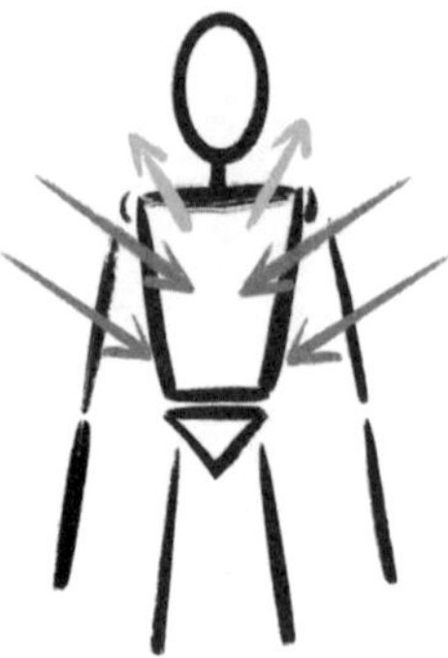

Abb. 2: Primär heraus oder herein?

Um sicherzugehen, dass Sie richtig wahrnehmen, forcieren Sie das Gegenläufige: Atmen Sie über mehrere Atemzüge aktiv ein. Danach atmen Sie über mehrere Atemzüge aktiv aus. (Wenn Sie ständig mit großer Intensität aktiv sowohl ein- als auch ausatmen, nennt man das Hyperventilation. Das ist ein besorgniserregender Zustand, wenn er im Alltag auftritt.) Atmen Sie für diese Übung also nur in eine Richtung aktiv. Pumpen Sie sich auf oder drücken Sie es hinaus.

II
Die Atemform erkennen

1 Der Schlafatem

Lauschen Sie einem Menschen, wenn er schläft. Oder beobachten Sie einen Menschen während eines ruhigen Moments in seinem Alltag. Atmen Sie dann mit diesem Menschen: in seinem Tempo, seinem Rhythmus und seiner Frequenz – mit seiner Ein- und Ausatmung.

Geht es leicht oder schwer? Ist es einmal nahezu unmöglich, kostet viel zu viel Atemenergie; und ist es ein anders Mal angenehmer, vielleicht sogar spielerisch leicht? Warum gelingt Ihnen das Mitgehen mit dem Muster des einen gut, mit dem des anderen nicht so gut?

2 Der Stressatem

Wenn Sie einmal richtig überfordert sind, können Sie diese herausfordernde Übung angehen. Wenn Sie die Übung gleich ausprobieren wollen, dann erinnern Sie sich an eine Überforderung aus Ihrem Alltag. Ein verlorener Schlüssel, ein verpasster Termin, eine unangenehme Mitteilung. Versetzen Sie sich in jedem Fall in das Gefühl einer Stresssituation und probieren Sie folgende Atmung.

Zunächst: intensives Einatmen und dann ein kurzes ausatmendes Dampf-Ablassen. Z.B. ein Murmeln, Schnauben oder Knurren in kurzer, kraftvoller Art und Weise. Ein grummelndes Mmm, ein abgehacktes Haa oder ein grollendes Oooh sind mögliche Ausdrucksweisen in dieser Situation. Wichtig: Die Länge dieses Stressausdrucks ist maximal zwei Sekunden lang, in der Regel deutlich kürzer.

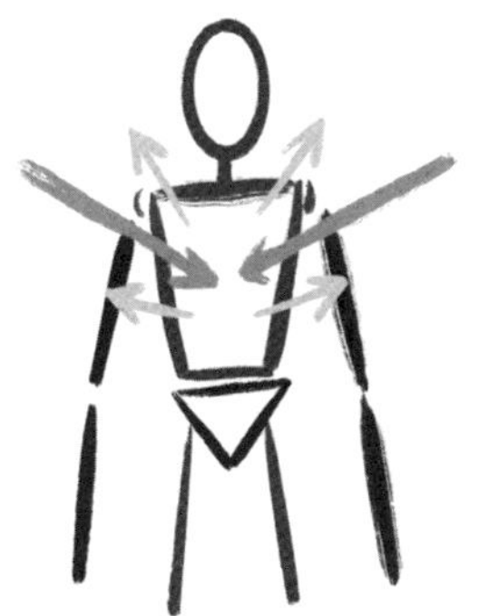

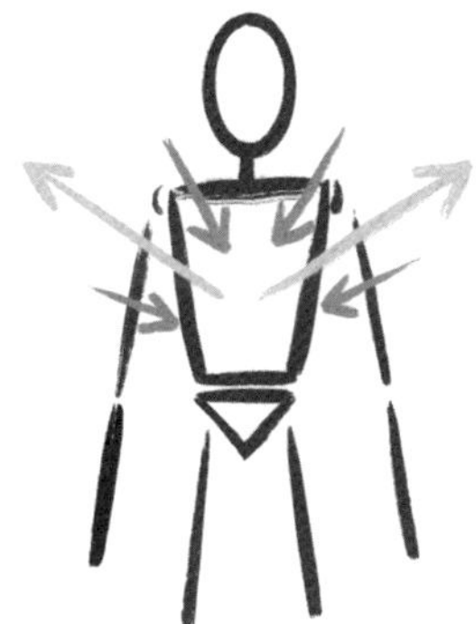

Abb. 3: Das Gegenteil aktivieren

Versuchen Sie dann, bewusst den Stresston, das Dampf ablassende Ausatmen zu verlängern. Fünf, zehn oder mehr Sekunden auszuatmen und Dampf abzulassen. Wenn Sie dabei das Gefühl haben, tief Luft holen zu müssen, ist Ihnen die kurze und kraftvolle Form des Stressatems vertraut.

Dann: Atmen Sie im Moment des Stressbewusstseins kurz und schnappartig ein, ziehen Sie die Luft reflexartig ein, als bekämen Sie dadurch Unterstützung. Ein Luftholen nach Verstärkung, ein kurzes, kraftvolles Anziehen, um der darauffolgenden Ausatmung Vorsprung zu verleihen. Achten Sie wieder auf die Zeit und holen Sie allen Stress in kurzer Zeit in sich hinein. Atmen Sie dabei bewusst in den Bauch hinein.

Dann verlängern Sie das Einatmen auf fünf, zehn oder mehr Sekunden und nehmen wahr, ob Sie das Gefühl bekommen, endlich Dampf ablassen zu können. Erscheint Ihnen ein verlängertes Einatmen in dieser Situation unsinnig? Dann ist Ihnen die Form des kurzen Einatmens unter Stress vertraut.

Das kurze Hinausschieben oder Einholen des Atems folgt einer physiologischen Notwendigkeit, um der erhöhten Anforderung gerecht zu werden. Die passive Form des jeweiligen Atmenden bekommt mehr Aufmerksamkeit: als hörbares, fühlbares, spürbares Zeichen des aus dem normalen Rhythmus gebrachten Körpers.

3 Der Atem in einer Ballaktion

Nehmen Sie einen Ball oder einen Ersatzgegenstand, oder simulieren Sie ohne Gegenstand eine ballausführende Aktion: ein Schießen, Stoppen, Werfen oder Fangen.

Probieren Sie es zunächst ohne eine bestimmte Atmung aus, lediglich mit der Vorgabe, sich vom Moment der Bereitschaft zur Aktion, in der Aktion und über die Aktion hinaus zu beobachten.

Wie atmen Sie zu Beginn, während und danach?

Dann wählen Sie bewusst folgende Optionen:

Erstens: Sie atmen langsam, stetig und ziehend ein und beginnen die Aktion (Ausholen, Positionieren usw.). Bis zum Moment der tatsächlichen Aktion

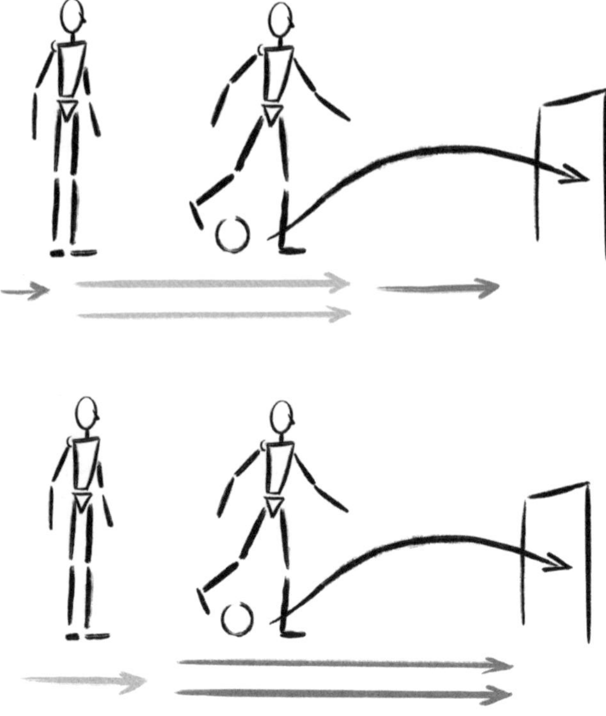

Abb. 4: Schuss – Tor! Welcher Atem macht dich erfolgreich?

(dem Schuss, dem Wurf, dem Fang usw.) atmen Sie ein – und erst danach lassen Sie kurz und verstärkt während des Tuns den Atem los.

Zweitens: Sie atmen kurz ein als Zeichen des Beginns Ihrer Handlung. Kurz vor der eigentlichen Aktion beginnen Sie, kraftvoll und zielgerichtet auszuatmen. Es ist ein Atem, der Sie weit über das Ziel (den Ball ins Tor, den Pass zum Mitspieler, das Fangen und Neuorientieren) trägt.

Der Moment der Konfrontation, der Begegnung mit dem Objekt, das die größte Bedeutung dieses Vorganges ist, wird beim Einatmer durch die Einatmung verstärkt, und beim Ausatmer durch die Ausatmung.

4 Glücksmoment

Glück kann man nicht kaufen, aber man kann damit spielen, sich daran erinnern und so reproduzieren. Denken Sie an einen glücklichen Moment zurück. Oder nehmen Sie den jetzigen Moment als glücklichen und erfüllenden Moment wahr. Genießen Sie, tauchen Sie ein ins Glück, egal, wie unglücklich oder glücklich Sie gerade zu sein meinen. Jetzt ist ein Moment absoluten Genießens, ein Moment der Freude, die bedeutende Nachricht einer Geburt oder Heirat, das besondere Funkeln in den Augen Ihres Partners, als Sie ihn kennenlernten, der Anblick eines alten und majestätischen Baumes oder der einer prallen Pfingstrose.

Wenn Sie jetzt in Ihren Glückszustand eintauchen, in ihm verweilen, sich gehen und herzerwärmt treiben lassen: Wie verweilen Sie dann in Ihrem Glück am liebsten?

Dominant einatmend oder dominant ausatmend?

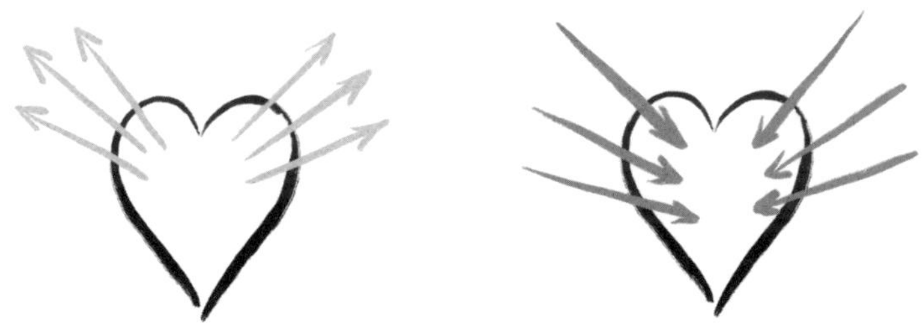

Abb. 5: Verstärkung der Atemform

5 Ich, ich, ich!

Das »Ich, ich, ich« ist in der heutigen Zeit zwar allgegenwärtig, aber für deren Protagonisten nicht sonderlich förderlich, und häufig ist es eine der Ursachen, dass sich der Körper verformt, auch weit über den Atem hinaus. Im Kindesalter erlernte Bewegungsformen, die mit dem Ich in direkter Verbindung stehen, sind häufig nicht verformt, wie es sich etwa beim Heben eines Armes zeigt, dem Aufzeigen, der Meldung, wenn man gefragt wird. Wer will ein Eis? Wer hat eine Idee? Wer kommt mit in den Freizeitpark?

Stellen Sie sich vor, Sie wollen unbedingt dabei sein und es in der geschilderten Weise mit Ihrer Gestik ausdrücken. Versetzen Sie sich in eine solche Situation und somit in einen Zustand, in dem Sie das dringende Bedürfnis haben, den Arm zu heben. Dann tun Sie es – und halten am Endpunkt inne.

Vergegenwärtigen Sie sich in dieser Position Ihre vier Gelenke, die im Arm diese Bewegung bewerkstelligen: Schulter, Ellenbogen, Handgelenk und Fingergelenke.

Versuchen Sie zu erspüren, welche dieser vier Gelenke aktiv, dynamisch, mit Einsatz und unter Anspannung an dieser Bewegung beteiligt sein wollten. Welche Gelenke strecken sich bewusst?

Dann übertreiben Sie bewusst: Strecken Sie alle vier Gelenke nach oben, alles aktiv: Schulter, Ellenbogen, Handgelenk und Fingergelenke. Wie fühlt sich das an?

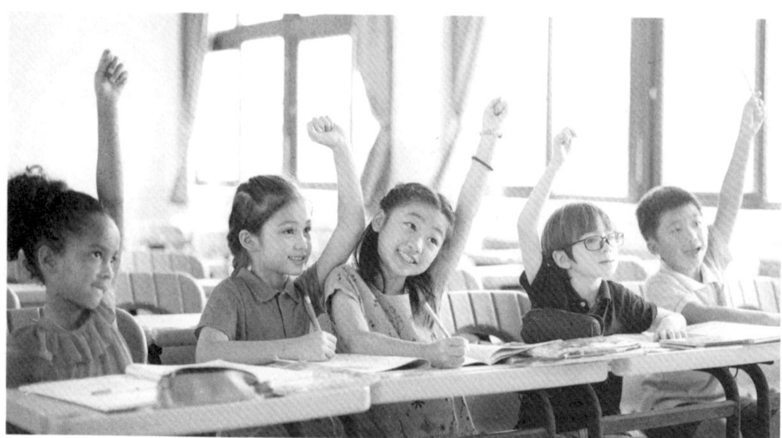

Abb. 6: Bei Arm hebenden Kindern ist die Atemform leicht nachzuvollziehen.

Es ist eine Art Hyperventilation der Bewegung, ein unnötiger, aufwendiger Kraftakt. Ruhen Sie sich daraufhin lieber erst mal aus.

Danach probieren Sie die folgenden zwei Alternativen: Heben Sie den Arm und melden Sie sich, wie früher in der Schule. Dafür nutzen Sie entweder das Ellenbogengelenk und die Fingergelenke (dann bleiben Schulter und Handgelenk weich), oder aber Hand- und Schultergelenk (dann wird der Ellenbogen nicht vollständig gestreckt und die Finger bleiben weich, bisweilen sogar eingekrümmt). Welche der beiden Varianten, welches Zusammenspiel von aktiv und passiv bevorzugen Sie?

Betrachten Sie das untenstehende Bild. Aufzeigen ist eine persönliche Sache und leicht ersichtlich. Auch die Atmung ist eine persönliche Sache und ist leicht erfahrbar.

6 Atem und Gehen

Gehen Sie durch den Raum und lassen Sie den Atem dabei einfach geschehen. Vielleicht hat man Ihnen gesagt, Ihr Atem ist nicht tief, nicht echt genug. Vergessen Sie diese Hinweise und gehen Sie entspannt durch den Raum.

Beginnen Sie dann, die Atmung mit Ihrem Schrittrhythmus zu kombinieren. Atmen Sie beispielsweise aus, wenn Sie mit dem linken Fuß aufsetzen, und ein, wenn Sie es mit dem rechten tun. Wie fühlt sich das an?

Können Sie wahrnehmen, dass sich das Aufsetzen der einen Seite sicherer anfühlt, weil es von der aktiven Atmung unterstützt wird; und das Aufsetzen der anderen Seite als weicher, unbestimmter und zurückhaltender, weil es von der passiven Atmung begleitet wird?

7 Rezitation im Gehen

Lernen Sie zunächst folgende Verspassage auswendig und wiederholen Sie diese rezitierend ein paar Mal: »Walle walle – manche Strecke, – dass zum Zwecke – Wasser fließe.« Kombinieren Sie nun dieses Versmaß mit seinen vier Zählzeiten mit ihrem Schrittrhythmus. Vier Schritte und vier Zählzeiten – sprechen Sie dabei jeweils die genannte Passage laut aus. Gehen Sie langsam und sprechen Sie entspannt.

Wiederholen Sie dies insgesamt vier Mal und gehen Sie anschließend noch acht weitere Schritte, ohne zu rezitieren. Atmen Sie dabei ausschließlich ein. Wie fühlt sich das an? Erschöpfend oder stimmig?

Danach lernen Sie folgende Verspassage auswendig und wiederholen Sie diese rezitierend ein paar Mal: »Mit Hexenspuk – und Sprüchen seid – und jedem Zauberkram – bereit.« Kombinieren Sie auch dieses Versmaß mit seinen vier Zählzeiten mit Ihrem Schrittrhythmus. Vier Schritte entsprechen vier Zählzeiten. Sprechen Sie dabei jeweils die genannte Passage laut aus. Wiederholen Sie den gesamten Vers insgesamt vier Mal und gehen Sie anschließend noch acht weitere Schritte, ohne zu rezitieren. Atmen Sie dabei ausschließlich aus. Wie fühlt sich das an? Erschöpfend oder stimmig?

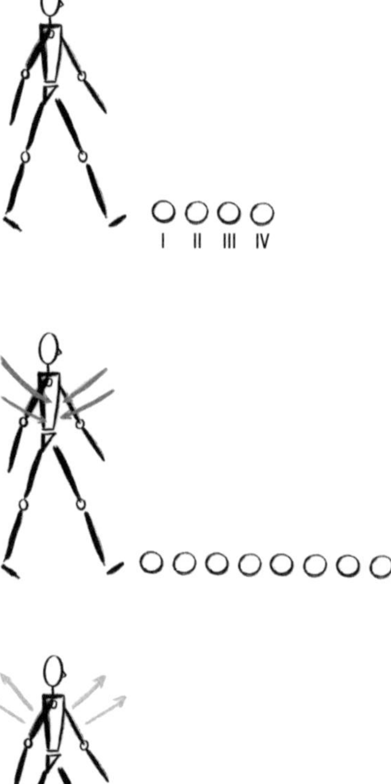

III
Die Atemformen begreifen

1 Das Zwerchfell

Erfahren: Ziehen und Drücken
Setzen Sie sich an einen Tisch und legen Sie Ihre flachen Hände auf die Oberfläche des Tisches. Probieren Sie folgende zwei Möglichkeiten aus und erspüren Sie, welche von beiden Ihnen ein größeres Wohlbefinden schenkt; bei welcher Sie das Gefühl haben, besser atmen und kraftvoller handeln zu können.

Möglichkeit eins: Sie drücken die Hände auf den Tisch und üben einen Zug mit den Armen zu sich heran aus, jedoch ohne die Hände von der Stelle zu bewegen. Dabei atmen Sie tief ein und erleben die Weite in Ihrem Brustkorb.

Möglichkeit zwei: Sie drücken die Hände auf den Tisch und üben einen Schub oder Druck von sich weg aus, jedoch ohne die Hände von der Stelle zu bewegen. Dabei atmen Sie langsam und kraftvoll aus und verengen Ihren Bauchraum.

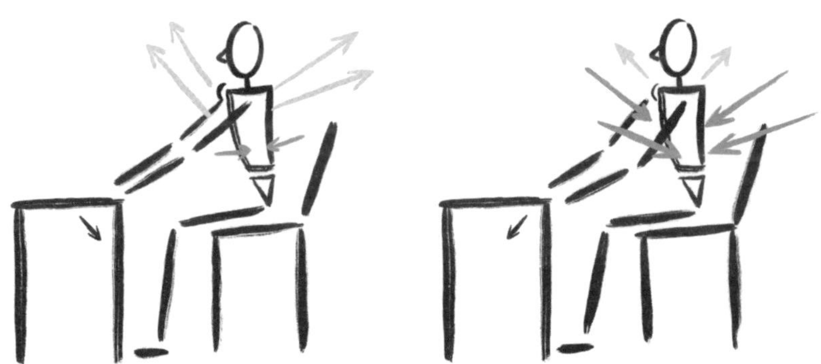

Abb. 8: Was fühlt sich besser an: Ziehen oder Drücken?

Erkennen Sie Ihre Vorliebe?

Probieren Sie dann auch einmal das tiefe Einatmen und kraftvolle Ausatmen in der jeweils gegenteiligen Position. Spüren Sie, dass die Bewegung der Hände die Atmung entweder unterstützt oder einschränkt?

Begreifen

Das Zwerchfell ist der wichtigste Atemmuskel und trennt den Bauchraum vom Brustraum. Es weist anatomisch die Form einer kuppelförmigen Platte auf, die von quer gestreiften muskulären Kuppeln bedeckt ist, welche ihre Ansätze an der Lendenwirbelsäule, am Brustbein und an den sechs unteren Rippen finden. Diese drei schräg verlaufenden Ansatzpunkte werden anatomisch als Pars lumbalis (Lende), Pars sternalis (Brustbein) und Pars costalis (Rippen) bezeichnet und ermöglichen je nach Zusammenspiel die Nutzung der verschiedenen Atemräume: den Zugang zu Brust oder Bauch.

Werden alle drei Ansätze gleichzeitig kontrahiert, ist eine Einatmung nicht möglich, da keine Weitung entsteht; werden alle drei Ansätze zugleich lockergelassen, werden alle Atemräume geöffnet. Das ist etwas, was in der Natur mit ihrem rhythmischen Gleichgewicht nicht vorgesehen ist und nur in einigen spirituellen Traditionen als Vollatmung willentlich praktiziert wird.

Normalerweise gibt es nur die beiden folgenden Möglichkeiten:

• Das aktive Einatmen geschieht im Brustraum, während der Ansatz des Zwerchfells an der Lendenwirbelsäule fest wird und sich der Ansatz des Brustkorbes weitet.

• Oder es geschieht das aktive Ausatmen, das den in der passiven Einatemphase geweiteten Bauch wieder nach innen schiebt. In diesem Fall ist der Ansatz an der Lendenwirbelsäule locker und der am Brustkorb fest.

Der Rippenanteil des Zwerchfells zieht schräg und weitflächig über die unteren sechs Rippen und ist vielschichtiger. Bei der Brustatmung sind zumeist die hinteren und unteren Anteile mehr fixiert, während es bei der Bauchatmung die oberen und vorderen sind. Die Rippenanteile des Zwerchfells sind in der Regel immer aktiv, für die anderen beiden Teile – Brustbein und Lendenwirbelsäule – gilt je nach Atmung: Einer stützt, der andere bewegt; ein Teil bleibt statisch, einer agiert dynamisch.

Erfahren: Zwerchfellbewegung

Wiederholen Sie die obige Übung und seien Sie sich zugleich der verschiedenen Aktivitäten der Zwerchfellansätze bewusst:

- *beim Heranziehen, Einatmen und Weiten nehmen Sie die Stabilisation an der Lende und die Weite im Brustraum wahr;*
- *beim Wegschieben, Ausatmen und Verengen nehmen Sie die Stabilisation an der Brust und die Weite im Bauchraum wahr.*

Begreifen

Das Zwerchfell ist im Gegensatz zur Skelettmuskulatur im menschlichen Empfinden kinästhetisch (das heißt in der Körperwahrnehmung) unterrepräsentiert. Auch mit einer geschulten Wahrnehmung können Sie seine Kontraktion nicht so leicht spüren wie die der anderen Muskeln. Das, was Sie spüren können, sind die Auswirkungen der verschiedenen Muskelstellungen, die sich in einer Bauch- oder Brustweitung zeigen.

2 Atemaktivität und -passivität

Erfahren: aktiv und passiv

Heben Sie Ihre Schultern hoch bzw. ziehen Sie sie nach oben, so dass sie bis an die Ohren ragen.

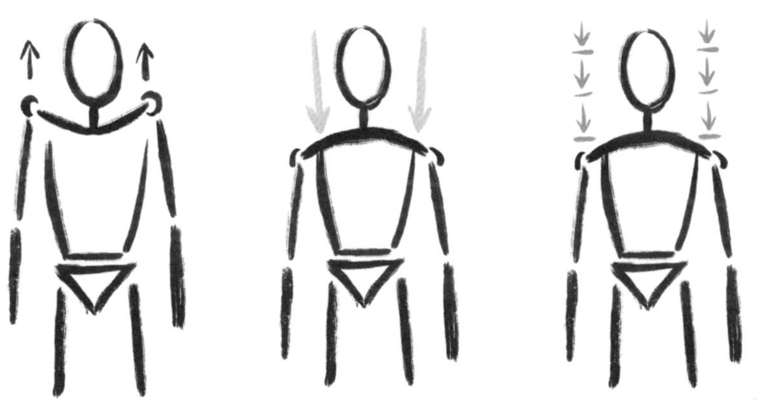

9: Fallenlassen – oder selber machen?

Für den Weg zurück nach unten gibt es zwei Möglichkeiten: Entweder lassen Sie die Schultern fallen oder aber Sie ziehen sie aktiv und in einem moderaten Tempo wieder nach unten. Probieren Sie beide Optionen aus.

Begreifen

Bei der Übung geht es nicht darum, zu spüren, ob die hochgezogenen Schultern Ihr Wohlbefinden beeinträchtigen – das tun sie in den meisten Fällen –, sondern darum wahrzunehmen, dass eine Muskelkontraktion unterschiedlich angesteuert werden kann. Der Hauptmuskel für das Senken der Schultern ist der absteigende Teil des Trapezmuskels. In beiden Fällen (passiv fallenlassen oder aktiv herunterführen) zieht er sich zusammen und die biochemischen Prozesse einer Muskelkontraktion werden ausgelöst (ATP wandert als Energieüberträger in die Muskelzellen, die Zellfilamente gleiten ineinander usw.). Im ersten Fall allerdings ist die Kontraktion durch die Schwerkraft begünstigt, die die Schultern von selbst nach unten in Position bringen kann. Im zweiten Fall arbeiten Sie gegen die Schwerkraft, um das Absinken im eigenen Tempo vorzunehmen.

Diese beiden Möglichkeiten kann man als passive und aktive Führung der Muskulatur bezeichnen. Die passive Führung bedarf einer externen Kraft (Schwerkraft, Boden, Mitmensch usw.), die aktive Führung wird von der willkürlichen Muskelkontrolle bestimmt.

Bezogen auf die Atmung ist die externe Kraft der Unter- oder Überdruck in Ihrem Brustkorb, der dazu führt, dass die Atmung von selbst geschehen kann. Das ist lebensnotwendig, denn Menschen können sich nicht ständig auf ihre Atemmuskeln konzentrieren. Also übernimmt das die Biomechanik der Natur. Sie sorgt dafür, dass Lebewesen keine unnötige Energie verbrauchen und dass zu jedem Zeitpunkt die Versorgung gewährleistet ist. Im Falle der Schulterübung kümmern Sie sich in der Regel nicht um das Herabsenken, wenn Sie die Schultern zuvor aufgrund einer belastenden Situation unbewusst, aber dennoch aktiv, nach oben gezogen haben. Um das Fallenlassen brauchen Sie sich keine weiteren Gedanken mehr zu machen.

Erfahren: Tun und Lassen

Atmen Sie aktiv ein – und kümmern Sie sich anschließend nicht mehr um die Ausatmung. Sie geschieht von selbst, als Resonanz auf die Rückstellkräfte. Wiederholen Sie dies mehrere Male und registrieren Sie, wie Sie sich dabei fühlen.

Atmen Sie aktiv aus – und kümmern Sie sich anschließend nicht mehr um die Einatmung. Sie geschieht von selbst, als notwendige Resonanz auf den Unterdruck in Ihrem Brustraum. Wiederholen Sie dies mehrere Male und registrieren Sie, wie Sie sich dabei fühlen.

3 Verstärkte Anforderungen

Erfahren: Schweres Öffnen

Wie atmen Sie, wenn Sie ein fest verschlossenes Einmachglas öffnen wollen?

Da Sie wahrscheinlich nicht gerade eines zur Hand haben oder es zumindest jetzt nicht öffnen wollen, stellen Sie es sich so genau wie möglich vor oder simulieren Sie die Bewegung, indem Sie ein Gefäß mit einem Drehverschluss nehmen und so tun, als ob Sie die große Kraft aufbringen müssten, um es zu öffnen.

Welche Atmung gibt Ihnen Kraft? Welche Atmung will Sie bei der Aufgabe begleiten?

Orientieren Sie sich dabei an dem Muster »Vor der Aktion, die Absicht – Aktion – nach der Aktion, die Erschlaffung«. Dominiert eine Atemform alle drei oder nur zwei Phasen?

Probieren Sie dann bewusst beide Möglichkeiten nacheinander aus. Atmen Sie zu Beginn tief ein und nutzen Sie die Kraft des Ansaugens der Luft auch während der Aktion, der gegenläufigen Drehbewegung der Hände und Arme. Anschließend lassen Sie mit einem kurzen pustenden Ausatmen locker.

Dann atmen Sie zu Beginn kurz und passiv ein und überwinden die Kraft mit einer starken Ausatmung, die weit über das Ende der Aktion hinausreicht.

Welcher Atemform schenken Sie das Vertrauen, um das Einmachglas aufzubekommen?

Begreifen

Die Stressatmung ist das Kennzeichen einer kurzzeitigen Überforderung, die zur Inanspruchnahme der gegensätzlichen Form führt: das kurze Schnauben des Einatmers und das kurze Luft-Einsaugen des Ausatmers. Sobald der Stressmoment überwunden wurde, um die Absicht für die notwendige Aktion einzuleiten, ist der Kraftatem vonnöten – und der entspricht der eigenen Form in besonderem Maße. Die verstärkte Inanspruchnahme des sich weitenden Brustraumes oder des sich verengenden Bauchraumes sind notwendig, um die verstärkte Anforderung zu bewältigen. Besondere Situationen erfordern den für die Person optimalen Atem.

Beobachten: Überholen

Stellen Sie sich vor, auch wenn Sie es normalerweise nicht tun würden, dass Sie mit Ihrem Auto einen LKW überholen – an einem windigen Herbsttag auf der Autobahn in einer verengten Zweierspur im Baustellenbereich. Sie selbst fahren einen kleinen Bus, der zumindest den Maßen nach locker auf die zweite Spur passt, Ihrem Gefühl nach ist aber allerhöchste Aufmerksamkeit vonnöten, denn der LKW schaukelt im Wind und die Spur des Anhängers schiebt sich immer wieder bis zum provisorischen Mittelstreifen, der die beiden Spuren trennt. Sie wissen, dass Sie nebenherfahren können und starten den Überholvorgang.

Stellen Sie es sich so intensiv wie möglich vor und beobachten Sie Ihre Atmung, auch unter dem Blickwinkel der drei Strukturelemente »Vor der Aktion, Absicht – Aktion – nach der Aktion, Erschlaffung«. Dominiert eine Atemform alle drei oder nur zwei Phasen?

Probieren Sie dann bewusst beide Möglichkeiten nacheinander aus: Atmen Sie zu Beginn des Überholens tief ein und nutzen Sie die Kraft des Ansaugens der Luft auch während der Aktion, dem zügigen Vorbeifahren am LKW. Anschließend lassen Sie mit einem kurzen pustenden Ausatmen locker. Wie fühlt sich das Überholen an, wie gut können Sie dabei in Ihrer Mitte bleiben, so dass der Vorgang einigermaßen mühelos ablaufen kann?

Nun stellen Sie sich vor, dass Sie kurz vor dem Überholvorgang leicht einatmen, um dann mit der Aktion des Überholens lange und kraftvoll auszuatmen. Gelingt es jetzt leichter oder schwerer? Welche Atmung ist in diesem Moment für Sie die passende?

Begreifen

Wenn Sie bei den Übungen deutliche Erfahrungen machen, wächst nicht nur das Gefühl für Ihre eigene Atemform, sondern auch das Verständnis für die aus Ihrer Sicht andere Atemform. Was für den einen Menschen natürlich scheint, ist für den anderen hinderlich. Derjenige, der die Ausatmung als Kraftreserve nutzt, kann nicht nachempfinden, was in einer fordernden Situation ein vollgepumpter Brustkorb soll. Derjenige, der die Einatmung nutzt, wundert sich vielleicht hingegen über den Druck der Ausatemmuskeln, die ihm seine Weite nehmen. Arbeitet der Mensch mit seiner Willenskraft gegen seine Veranlagung an, bauen sich automatisch Verspannungen auf, gegen die er sich zur Wehr setzt.

Sollten Sie bei beiden Übungen zu dem Ergebnis gekommen sein, dass Sie nur dann erfolgreich sein können, wenn Sie den Atem anhalten, dann deutet das zunächst darauf hin, dass Sie sich der Atmung als Reserve nicht zu bedienen wissen. Dieses Verhalten lässt sich erklären und auch verändern, da sich die Atmung als rhythmische Stütze jeder Situation des Lebens anpassen will.

Beobachten: Körperorganisation bei einer Anforderung

Wiederholen Sie entweder die Übung des Einmachglases oder des Überholens. Und zwar mit Hilfe derjenigen Form, die Ihnen vertrauter ist. Versetzen Sie sich noch einmal in den Zustand der Erregung und erleben Sie die drei Phasen der Handlung: vor der Aktion – Aktion – nach der Aktion. Überprüfen Sie, ob Sie in diesen Momenten bewusst irgendetwas verändern können? Können Sie den Atemraum wechseln, bestimmte Muskeln anders anspannen, Ihre Körperstruktur manipulieren?

Sie können es versuchen, werden aber feststellen, dass in solchen Momenten hoher Aufmerksamkeit viele andere, willkürlich beeinflussbare Bereiche der Körperorganisation nicht mehr zugänglich sind. In diesen Momenten geht es nur um das Aufmachen, das Drehen des Deckels oder um die Steuerung des Wagens mittels des Lenkrades und der Hand-Augen-Koordination. Wie Ihre Füße und Beine dabei anspannen, welche Position die Schulter einnimmt, welchen Raum der Atem beansprucht: Das sind Fragen, die in solchen Momenten nicht interessieren.

Begreifen

Es ist nur selten möglich oder hilfreich, die vielen körperlichen Vorgänge, die eigentlich der Willkür unterworfen sind, zu kennen oder zu steuern. Sie folgen nämlich automatisch der großen Herausforderung, der akuten Situation und somit dem Strom des Atems, seinem Rhythmus und seiner biologischen Wirklichkeit, die sich daran anpasst. Wenn Sie es zulassen, dass sich Ihr Körper auf die Form der Atmung einstellen kann, werden Sie in den jeweiligen Momenten der höchsten Anforderung alle Muskeln optimal ausrichten, genau so, dass maximal eingeatmet oder ausgeatmet werden kann. So geschieht es bei Tieren und kleinen Kindern; gleichwohl zeichnen sich erwachsene Menschen dadurch aus, dass sie zumeist mit Hilfe ihrer Willkür, aufgrund ihrer Erfahrungen und Auseinandersetzung mit der Umwelt, atemformwidrige Muster übernommen haben. Diese sind so stark in die Körperpersönlichkeit eingedrungen, dass sie auch in den Momenten der Herausforderung als unpassende Muster wirksam sein können.

4 Starke Gefühle

Begreifen

Die Charakteristika der Atemformen gelten zu jeder Zeit, werden aber in besonderen Momenten der Herausforderung (ein Einmachglas öffnen, einen LKW überholen usw.) deutlich und notwendig. Bisweilen wird aber die Anforderung so groß, dass zunächst der Stress überwiegt und sich die Gegenatmung, der Stressatem, zeigt. Dies wird besonders in Situationen, die mit starken negativen Gefühlen behaftet sind, deutlich.

Beobachten: Niederlage, Verlust

Versetzen Sie sich in eine Situation, in der etwas verlorengegangen ist. Dafür reicht, je nach Interessensgebiet, eine Niederlage im Sport. Diese kann selbst erfahren worden sein oder stellvertretend über eine Lieblingsmannschaft oder einen Lieblingssportler. Genauso gut können Sie hier aber auch im Geiste einer verlorengegangenen Arbeitsstelle oder einem verlorenen geliebten Menschen nachtrauern. Wichtig für den Effekt dieser Übung ist das starke Gefühl, das Sie nun mit Hilfe Ihrer Vorstellung oder Erinnerung hervorrufen sollen.

Gehen Sie dafür bewusst in den Moment, als Ihnen klar wurde, dass etwas Wichtiges verlorengegangen ist. Also beim Sport in den Moment direkt nach dem Abpfiff, der die Niederlage besiegelte, oder bei dem anderen Beispiel in den Moment, als Sie von Ihrer Kündigung oder dem Tod des geliebten Menschen erfahren haben.

Was passiert in solchen Momenten mit Ihrer Atmung? Sie werden weiter dominant ein- oder ausatmen; aber was passiert jetzt mit dem eigentlichen passiven Teil dieses Rhythmus?

Nehmen Sie wahr, wie die schnaubende, drückende Ausatmung des dominanten Einatmens Ihnen zur Hilfe kommt, um diese überaus belastende Situation zu meistern; oder nehmen Sie wahr, wie Ihnen das ziehende, schlürfende Einatmen beim dominanten Ausatmen Unterstützung bietet.

Begreifen

Es gibt diese Situationen im Leben, die zu einer kurzzeitigen Umkehrung des eigentlichen Atemrhythmus führen können. Sie sind ein besonderes Merkmal von Überforderung oder Notfällen und werden häufig von emotionalen Belastungen wie Versagen, Verlieren oder Schuldgefühlen begleitet und gefördert. Wie kann man sich solchen Situationen stellen?

Die Sache ist: Man braucht sich solchen Situationen gar nicht in besonderer Weise zu stellen, sondern kann die Umkehrung des Atemrhythmus als Hinweis der Körperintelligenz wahrnehmen. Es gibt auch die Möglichkeit, sich aufgrund dieser auffälligen Stressatmung selbst wahrzunehmen und zu begreifen. Das ist hilfreich, wenn es sich um Momente handelt, die eigentlich gar nicht so dramatisch oder traurig sein müsste: etwa die Niederlage im Sport, das zerbrochene Geschirr oder das ins Wasser gefallene Handy. Hier kann Ihnen bewusstwerden, dass der Körper so konditioniert ist, dass derlei Situationen die Gefühle über das normale Maß hinaus anregen. Bei echter Trauer sind diese Reaktionen willkommen und unabänderlich, bei nur vermeintlich traurigen Anlässen kann man sich mit Hilfe folgender Fragen selbst wieder in die Lage versetzen, die es einem ermöglicht, damit adäquat umzugehen.

Der Einatmer kann fragen: Wie komme ich heraus aus der Stagnation? Was für Haltungen finde ich, um mehr Luft, mehr Raum, mehr Bewegung zu bekommen? Und noch konkreter: Was für dynamische Muster brauche ich, um expandieren zu können?

Umgekehrt fragt der Ausatmer: Was brauche ich, um zur Ruhe zu kommen? Wie organisiere ich mich, um dem Ausatmen Stabilität und Kraft zu schenken? Was kann ich tun, damit ich mich befreien und hingeben kann?

5 Die Manipulation des Körpers

Erfahren: Kopfposition

Setzen Sie sich vor einen Computer oder bloß an einen Tisch, wobei Sie sich vorstellen, Sie säßen vor einem Computer. Wo steht der Bildschirm, wie blicken Sie auf diesen?

Achten Sie dabei auf das Gelenk, das den obersten Halswirbel mit dem Schädel verbindet. Probieren Sie dort eine Vorwärts- und Rückwärtsbewegung. Spielen Sie damit und stellen Sie sich vor, dass Sie dort den Blickwinkel einstellen können, der zu Ihrem Bildschirm führt.

Welchen Winkel wählen Sie, wohin schauen Sie?

Probieren Sie dann zwei Optionen aus, bezogen auf die nach vorne waagerechte Linie in Blickrichtung bei aufgerichteter Wirbelsäule: den Horizont.

- *Wie lässt es sich mit einer Blickrichtung knapp über den Horizont einatmen; wie ausatmen?*
- *Und umgekehrt: Wie atmet es sich mit einer Blickrichtung knapp unter den Horizont?*

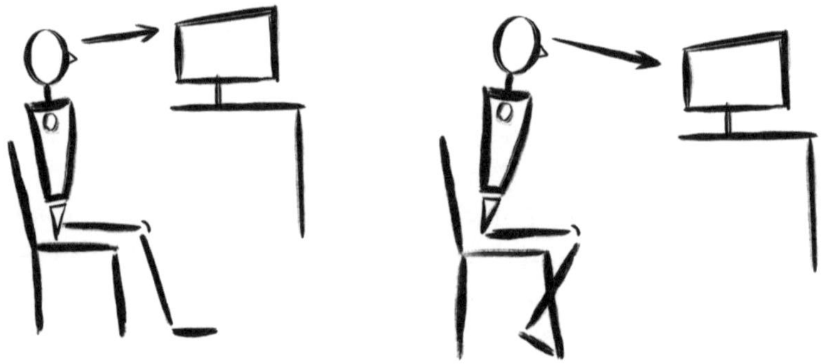

Abb. 10: Über oder unter dem Horizont?

Begreifen

Vielleicht können Sie bereits spüren, welche Auswirkungen Ihr Blickwinkel auf den Monitor für die Atmung hat, welche Position für den einen förderlich und für den anderen hinderlich ist. Im Grunde ist diese Erkenntnis keine Sache des Spürens, sondern der Physik des Körpers. Wird der Hinterkopf leicht nach hinten geneigt, werden die Muskeln, die der Weitung im Brustbereich Raum geben, angesprochen – die Einatmung gelingt leichter. Wird hingegen der Kopf leicht nach vorne geneigt, das Kinn Richtung Brustkorb gedrückt, behindert dies die Einatemmuskulatur, fördert stattdessen die den Rumpf verengenden Ausatemmuskeln, so dass das Ausatmen leichter gelingt.

Die Anweisungen »den Kopf gerade zu halten«, »sich einen Faden am Scheitel vorzustellen, der den Kopf in die Länge zieht« oder auch »das Kinn Richtung Brustbein zu drücken« sind allesamt Hinweise, die die Ausatmung fördern – und dementsprechend dem dominanten Einatmer zuwiderlaufen. Lebt und spürt er sich selbst instinktsicher, nimmt er diese Verhaltensweisen nicht an, da er ein unangenehmes Zerren und Spannen im Nacken wahrnehmen kann.

Beobachten: Schüler und Lehrer

Erinnern Sie sich an eine Situation, in der Sie einen Ratschlag bekommen haben, wie Sie mit Ihrem Körper umzugehen haben, wie Sie ihn konkret in bestimmten Momenten auszurichten haben.

Sie können auch im Internet nach Videos schauen – und davon gibt es reichlich –, in denen eine bestimmte Bewegungsschulung angeboten wird. Das können Yoga, Aufwärmübungen, Fitnesstraining oder Technikschulungen der Grob- oder Feinmotorik sein.

Versetzen Sie sich dabei in die Rolle des Schülers, der Sie in bestimmten Situationen auch einmal gewesen sind. Welche Rolle nehmen Sie als Schüler ein: eine offene oder ablehnende? Wenn der Lehrer oder die Lehrerin in voller Beweglichkeit, Koordinationskunst und Bewegungsfertigkeit die Übungen vormacht, dann sollten die dazugehörigen Hinweise auch zu dem gewünschten Ergebnis führen. Oder gibt es in Ihnen eine Instanz, die es Ihnen erlaubt, sich gegen die körperlichen Vorgaben des Lehrers zu richten? Wo ist diese Instanz und wie stehen Sie zu ihr in Kontakt?

Begreifen

Der in den Tanz- und Bewegungskünsten so häufige Hinweis, sich »einen Faden in Verlängerung des Scheitels« vorzustellen, ist also eine Anweisung, die für Ausatmer optimal ist. Sie wird der Energie dieser Atemform gerecht und wurde ursprünglich einmal von einem Menschen postuliert, der damit optimal zurechtgekommen ist. Dies gilt für alle anderen Hinweise auch. Wenn ich es als angenehm, förderlich und sinnvoll erfahre, meine ich, dass es auch allen anderen so gehen muss.

Fehlt eine Instanz, die ich als »Instinktsicherheit« bezeichne, übernehme ich, vor allen Dingen in jungen Jahren, ungefragt und unkritisch Hinweise, die meiner Form nicht bekommen und gebe sie dementsprechend unbewusst auch an andere weiter. Wenn Sie in Videos oder Ihren eigenen Trainingseinheiten Hinweise eines Lehrers bekommen, die auf eine bestimmte Atemform hindeuten, können Sie längst nicht sicher sein, dass es seine eigene ist; sondern sie kann genauso gut auch von anderen ungefragt übernommen und sogleich an die eigenen Schüler weitergegeben worden sein. Demzufolge tun Sie gut daran, sich auf Ihre Instinktsicherheit zu verlassen und besonders bei funktionellem körperlichen Training wahrzunehmen, wie der jeweilige Hinweis Ihre Atmung fördert oder einschränkt.

6 Tiere und Atemformen

Beobachten: Tieratmung

Beobachten Sie Tiere und ihre Atmung; vorzugsweise Tiere, die in einer Ruhestellung sind, in der Sie einerseits den Atem gut beobachten können und in der andererseits die Atmung auch in einer einfachen natürlichen Art fließt, ohne dass Anforderungen sie beschleunigen oder den eigentlichen Rhythmus verändern.

Das können in Ihrer Umgebung landlebende Tiere wie Kühe, Schweine, Schafe, Ziegen oder Pferde sein; am einfachsten gelingt es mit Hunden oder Katzen, da diese als Haustiere in der gewohnten Umgebung sind und man sich ihnen leicht nähern kann.

Können Sie bei dem Tier das dominante Einatmen oder die dominante Ausatmung wahrnehmen?

Ein Hinweis: Wenn Ihnen dies auf Anhieb schwerfällt, nähern Sie sich der Aufgabe mit dem Ausschlusskriterium an. Das lässt sich am besten daran erkennen, ob die Pause nach der Ausatmung (die Atemleere) vorhanden ist oder nicht. Bei ausatmenden Tieren, gleich welcher Art, können Sie eine deutliche Atemleere wahrnehmen; bei dominant einatmenden Tieren ist die Pause nach der Ausatmung, wenn überhaupt, nur sehr kurz. Darüber hinaus ist insgesamt der Atemrhythmus, im Vergleich zu den ausatmenden Wesen der gleichen Art, etwas schneller.

Versuchen Sie anschließend auch mit dem Tier zu atmen, also dessen Rhythmus zu übernehmen. Was sind Ihre Erkenntnisse aus der Beobachtung und dem Mitatmen?

Begreifen

Wenn man den menschlichen Atem mit dem anderer Tiere vergleicht, fällt in der Regel ein genereller Unterschied im Atemfluss auf. Denn, was Tiere nicht brauchen, Menschen aber sehr wohl auch in alltäglichen Situationen häufig anwenden, ist das Anhalten des Atems. Diese Fähigkeit, der eigenen Lebensqualität bedingungslos zu folgen, kann man biologisch auch als Optimalversorgung bezeichnen. Genau das macht Tiere so interessant für den menschlichen Betrachter: die Offenbarung eines stetig fließenden, in sich ruhenden und harmonischen Atems. Das gleiche gilt für Babys und kleine Kinder, die es uns ebenfalls ermöglichen, etwas wahrzunehmen, was über die Übungen dieses Buches – die individuellen Unterschiede der Atemformen zu erkennen – hinausgeht: die Erkenntnis, dass Atmen dann formgerecht gelingt, wenn man es nicht willkürlich beeinflusst oder stört.

7 Atmen

Abschließend sei der Atem selbst vorgestellt. Er stellt die erste Form des Begreifens dar, den konkreten Bezug zur eigenen Physiologie, zum eigenen Leben. Er wurde hintangestellt, um den direkten, praktischen Erfahrungen und den notwendigen körperlichen Reaktionen eine unvoreingenommene Sicht auf den damit verbundenen Atemvorgang zu ermöglichen.

Erfahren: zwei Atemformen

Atmen Sie tief ein. Gaaanz tief einatmen! Weiten Sie den Brustkorb, holen Sie alles in sich hinein, saugen Sie sich voll mit frischer Luft. Wenn Sie sich wie ein Ballon aufgepumpt fühlen, lassen Sie den Atem ohne Ihr Zutun wieder gehen.

Wiederholen Sie diesen Ablauf mehrere Male und machen Sie eine Pause, bevor Sie zum zweiten Teil übergehen.

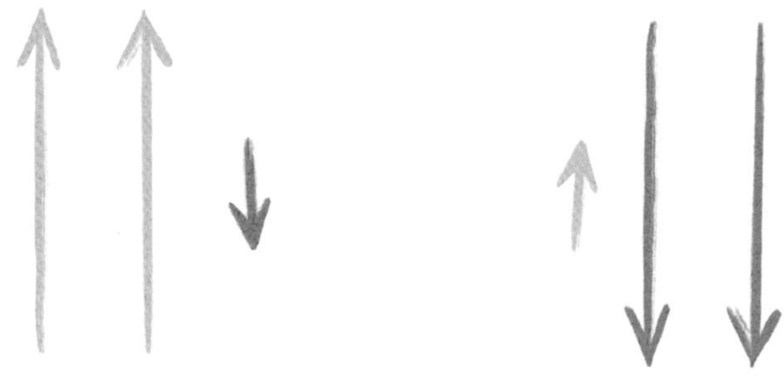

Abb. 11: Welche Atemdominanz nimmst du bei dir wahr?

Atmen Sie jetzt langsam und lang aus. Ganz lange ausatmen! Geben Sie mit kraftvoller Ruhe den Atem ab, drücken Sie die überschüssige Luft aus Ihrem Körper und pusten Sie das Verbrauchte weg. Wenn Sie sich entleert fühlen, lassen Sie den Atem von selbst wiederkommen, bevor Sie von neuem lange und kraftvoll ausatmen.

Wiederholen Sie auch dies mehrere Male.

Begreifen

Wenn es die Situation nicht erfordert, und das tut sie beim Lesen eines Buches nicht, sind diese intensiven Formen der Atmung willkürlich beabsichtigt und nicht natürlich. Gleichwohl helfen sie, zu erkennen, welche Neigung man besitzt und wie die Körperintelligenz sich darauf einstellen will.

Erfahren: Atempausen

Beobachten Sie nun Ihren Atem, ohne ihn zu manipulieren, und versuchen Sie dabei, die Pausen oder Übergänge von einem ins andere – von der Einatmung zur Ausatmung und umgekehrt –- wahrzunehmen. Erwarten Sie keine sekundenlangen Intervalle, sondern nur kurze Momente des Innehaltens: wie die Ruhe nach dem Donner, bevor der nächste folgt.

Nehmen Sie wahr, welche der beiden Übergänge Sie besser annehmen und wahrnehmen können. Die Pause nach der Einatmung wird als Atemfülle und die nach der Ausatmung als Atemleere bezeichnet. Was spricht Sie eher an?

Nun greifen Sie aktiv in das Geschehen ein und verlängern die jeweiligen Pausen. Sie beginnen mit der Brustatmung und heben aktiv die Rippen, lassen das Zwerchfell dabei den unteren Rumpf fixieren und weiten sich genüsslich in die Einatmung. Sie bleiben kurz in der Atemfülle und lassen dann passiv die Luft entweichen. Machen Sie das mehrere Male und halten Sie beim letzten Mal in der Atemfülle den Atem für maximal zwanzig Sekunden fest. Wie fühlt sich diese Atemform für Sie an? Haben Sie schon bald das Gefühl, es nicht mehr auszuhalten, bis Sie endlich wieder Luft ausstoßen können? Oder fühlen Sie sich mit den vollgepumpten Lungen wohl?

Umgekehrt lassen Sie dann den Atem passiv in den unteren Rumpf fließen, indem Sie die Brust stabilisieren und den Bauch weiten (beides passiv, ohne Interventionen). Direkt nach der Einatmung erfolgt die aktive Ausatmung mit Hilfe der Flankenmuskulatur, die den Bauchraum verengt und die Luft ausstößt. Geben Sie sich ganz dem Gefühl des kraftvollen Ausstoßens hin und verlängern die Ausatmung nach Ihrem Belieben. Bleiben Sie dann kurz in der Atemleere und lassen anschließend wieder passiv die Einatmung zu. Nach mehreren Malen verlängern Sie beim letzten Vorgang die Pause der Atemleere auf bis zu zwanzig Sekunden. Auch hier wieder die anschließende Frage: Lechzen Sie nach Luft und wollen endlich wieder einatmen oder mögen Sie es, in der Leere zu verweilen?

Probieren Sie dies mehrere Male im eigenen Tempo und ohne übermäßige Anstrengung und falschen Ehrgeiz aus.

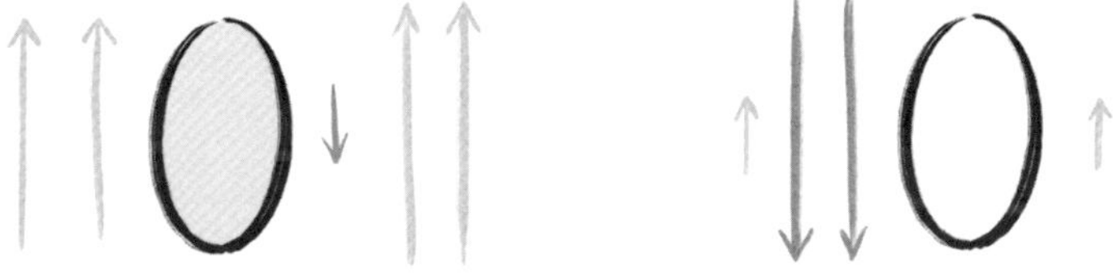

Abb. 12: Fülle oder Leere?

Begreifen

Wird die Wahrnehmung bei der Übung nur darauf gerichtet, wie sich eine Pause anfühlt, die wenige Sekunden gehalten wird, fällt es leichter, sich auf die innere Führung zu verlassen. Dann wird deutlich, was der eigenen Natur entspricht, welche Pause sinnvoller ist als die andere. Der aktive Einatmer nutzt die Atemfülle, der aktive Ausatmer die Atemleere.

In Kombination mit den anderen Erkenntnissen zeichnet sich der normale Vorgang der Atemformen wie folgt ab: Der Einatmer atmet dominant und aktiv in die Brust ein, nutzt die Atemfülle, und atmet dann passiv aus der Brust wieder aus, verzichtet auf die Atemleere, um erneut einzuatmen. Der Ausatmer hingegen atmet passiv in den Bauch ein, verzichtet auf die Atemfülle und atmet dann aktiv und kraftvoll aus dem Bauch heraus aus und kann so lange in der Atemleere verweilen, bis die passive Einatmung von selbst den Zyklus wieder beginnen lässt.

IV
Körperorganisation

1 Dehnung und Verengung

Der Atem bestimmt den Rhythmus und die Organisation des Körpers: maßgeblich und eindeutig. Im späteren Verlauf des Buches lernen wir sekundäre Folgen kennen, die sich aus der Atempräferenz ergeben, die zugleich aber auch von anderen innerkörperlichen Faktoren beeinflusst werden können. Eine eindeutige Zuordnung anhand einer Übung oder eines Tests ist dort nicht immer oder nicht so leicht möglich. Ganz anders ist es bei der Mechanik des Atems und deren physische Folgen. Der Körper des dominanten Einatmers versetzt das gesamte muskuläre System in Bereitschaft, um optimal einatmen zu können. Der Körper des dominanten Ausatmers versetzt das gesamte muskuläre System in Bereitschaft, um optimal ausatmen zu können. Daraus ergibt sich eine formgebende Organisation, die man anhand bestimmter Körperzonen erkennen und auch überprüfen kann.

Nähert man sich ihnen anatomisch, lassen sie sich als Verengungs- und Dehnungszonen beschreiben – als Körperbereiche, die unabdingbar dem Atem folgen und die gleichzeitig Stabilität und Dynamik ermöglichen. Das Wechselspiel von Festigkeit und Beweglichkeit gibt dem Atem Halt und Raum und der Körperenergie den notwendigen Lebensfluss.

Diese fünf Zonen:

- Beine
- Becken
- Rumpf und Arme
- Hals und Gesicht
- Hinterkopf und Ohren

…sind bei beiden Atemformen gegengleich. Der Bereich, der bei der einen Atemform stabilisieren muss, bleibt bei der anderen Atemform beweglich und umgekehrt. Eine Zone und ihre direkte Auswirkung haben Sie bereits kennengelernt: den Hinterkopf. Beim einen ist er beweglich (der Einatmer kann und wird den Hinterkopf nach hinten legen, ihn wiegen und schütteln); beim anderen ist er statisch (der Ausatmer denkt sich den Faden am Kopf, verlängert den Nacken und stabilisiert sich). Andere naheliegende Auswirkungen sollen Sie jetzt erfahren.

Erfahren: Becken – Brustkorb

1. Stellen Sie sich zunächst auf ein Bein, und wenn Ihr Gleichgewichtssinn nicht ausgeprägt ist, halten Sie sich bitte an einer Stuhllehne oder der Wand fest. In der Regel ist das von Ihnen ausgewählte Bein auch Ihr bevorzugtes Standbein. Spüren Sie, wie sich das Gewicht verteilt und wie es in Ihnen arbeitet, wenn Sie auf einem Bein stehen?

In der Aktion fragen Sie sich Folgendes: Wachsen Sie über Fuß und Brustbein nach oben oder drücken Sie das Becken in den Boden?

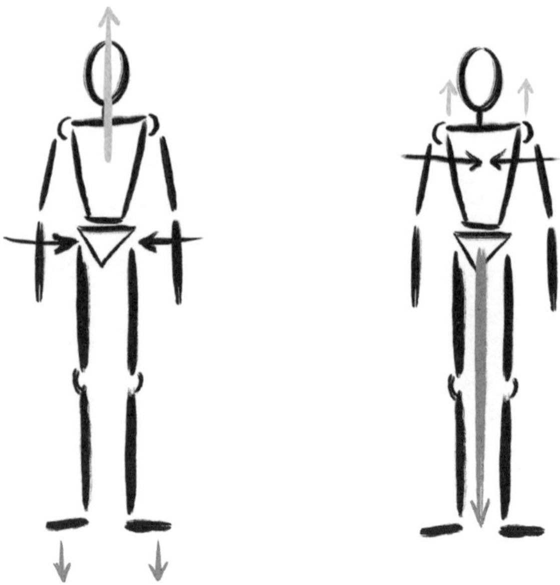

Abb. 13: Brustkorb nach oben – oder Becken nach unten?

Schließen Sie die Augen und erleben Sie – wenn auch nur ganz kurz –, wie Ihr Körper automatisch reagiert. Welche Zentren fangen schlagartig an, sich zu stabilisieren, welche bewegen sich dynamisch, welche übernehmen die Steuerung?

Probieren Sie nacheinander folgende zwei Varianten aus.

Erstens: Spannen Sie das Becken mit Hilfe der Pomuskulatur bewusst an und richten Sie den flexiblen Brustkorb nach oben.

Zweitens: Lösen Sie sämtliche Muskulatur im Becken und drücken Sie es sanft als Resonanz der Gleichgewichtsanforderung Richtung Boden. Der feste Brustkorb dient dabei als Stabilisierungsquelle.

In jedem Fall ist ein Teil dynamisch und einer statisch: Welche Anordnung bekommt Ihnen besser?

2. Stellen Sie sich aufrecht hin und gehen Sie zunächst in die Haltung des Einatmers: Atmen Sie tief ein, heben Sie den Brustkorb und aktivieren Sie die Streckmuskulatur Ihres Körpers. Versuchen Sie wahrzunehmen, wie Ihr Becken die Dynamik der Bein- und Rumpfstreckung stabilisiert.

Können Sie den Befestigungszug spüren, der von links nach rechts Ihren Beckenboden anspannt und dafür sorgt, dass Ihr beweglicher Rumpf dort seine Basis finden kann?

Wenn Sie Schwierigkeiten mit der Ausführung haben, stellen Sie sich vor, dass Sie zwischen Ihren Knien einen kleinen Gymnastikball halten. Jener imaginäre Ball wird Ihnen helfen, die mittlere Beckenbodenschicht zu spüren. So erleben Sie das Prinzip des statischen Beckens und des dynamischen Brustkorbs, der Verengungszone im Becken und der Dehnungszone im Brustkorb.

Als nächstes nehmen Sie die typische Haltung eines Ausatmers ein: Orientieren Sie sich mit Ihrem Körper auf den Boden, beugen Sie die Knie ohne einzuknicken und führen Sie eine abwärtsgewandte Haltung aus, indem Sie das Becken sanft und aktiv nach unten drücken. Rumpf und Brustkorb hingegen bleiben statisch, stabilisieren und stützen wie ein Briefbeschwerer sicher und bewusst das schwungvolle Becken aus dem oberen Raum.

So erleben Sie das Prinzip des dynamischen Beckens und des statischen Brustkorbs, der Dehnungszone im Becken und der Verengungszone im Brustkorb.

3. Stellen Sie sich aufrecht in den Raum und empfinden Sie, wie es wäre, wenn jemand seitlich hinter Ihnen stehen würde. Dann stellen Sie sich vor, dieser

Jemand würde Sie rufen und zwar so, dass es Sie animiert, sich mit Ihrem ganzen Wesen der Person zuzuwenden. Es kann also ein Hilferuf oder ein Freudenschrei sein. Für das Gelingen der Übung ist die innere Notwendigkeit, sich dem anderen zuzuwenden, sehr hilfreich. Dann lassen Sie den Körper dieser Hinwendung folgen und drehen sich in die entsprechende Richtung. Machen Sie das mehrere Male und versuchen Sie zu erspüren, wo in Ihrem Körper der erste Impuls für die Drehung erfolgt.

Wenn Sie dabei Ihren Kopf als Impuls der Drehung wahrnehmen sollten, versuchen Sie es noch einmal, in dem Sie den Kopf stillhalten oder ihn sich nicht aktiv beteiligen lassen.

Vereinfachen Sie dann die Übung und entscheiden Sie sich nur noch für eine der beiden Möglichkeiten: Kommt der Impuls aus einer Drehung des Brustkorbs? Oder kommt der Impuls aus einer Drehung des Beckens?

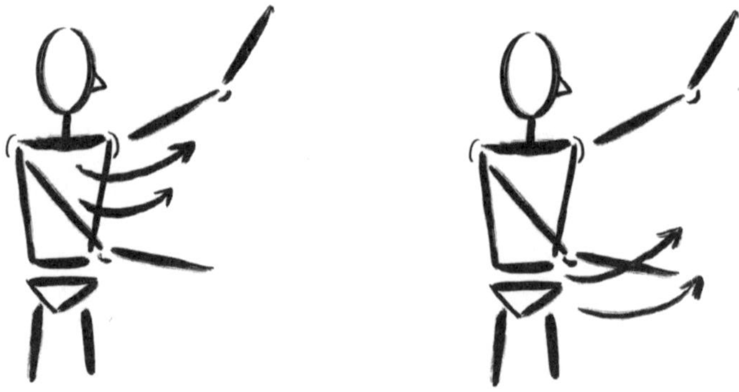

Abb. 14: Wo findet der Drehimpuls statt? Im Brustkorb oder im Becken?

Probieren Sie dann beides (Brustkorbführung oder Beckenführung) aktiv aus.

Nehmen Sie wahr, wie Sie die Bewegung jeweils durch eine dieser beiden Zonen organisieren und ausführen. Welches Muster erscheint Ihnen vertrauter, welches vielleicht gar nicht möglich? Probieren Sie diese Hinwendung auch für andere Bewegungssituationen: Sie gehen auf etwas zu, Sie weichen vor etwas zurück usw.. Und immer lautet die Frage: Wer führt? Becken oder Brustkorb?

Erfahren: Gesicht/Hinterkopf

Denken Sie sich in die Verlängerung der Wirbelsäule hoch hinauf zum Atlasgelenk, wo der Schädel mit der Halswirbelsäule verbunden ist. Spüren Sie das Gewicht des Kopfes, der wie ein großer Ball auf der Wirbelsäule balanciert werden muss.

Dann beginnen Sie – so als würden Sie einer Sache zustimmen – mit dem Kopf zu nicken. Machen Sie dies so lange, bis Sie erleben, dass bei der Bewegung des Kopfnickens der eine Teil des Schädels stabilisiert, während sich ein anderer bewegt. Um es deutlicher wahrzunehmen, teilen Sie den Kopf in zwei Bereiche ein, in Vorne und Hinten oder in Gesicht und Hinterkopf.

Wenden Sie dann Ihr Gesicht zum Boden und spüren Sie, ob Sie die Verteilung von Stabilisation und Dynamik im Kopf wahrnehmen können. Führt der vordere Teil des Kopfes diese Bewegung an, während der hintere sie stabilisiert? Oder umgekehrt?

Was passiert, wenn Sie den Kopf in den Nacken legen. Welcher Teil führt, und welcher gewichtet und stabilisiert?

Sie brauchen für alle Bewegungen des Kopfes immer einen dynamischen und einen statischen Teil, die das Gewicht vor und hinter dem Kopfgelenk des Schädels ausbalancieren. Es ist die gleiche anatomische Notwendigkeit, die auch das Verhältnis und Zusammenspiel Ihrer anderen Körperzonen reguliert. Es geht um das optimale Miteinander von Statik und Dynamik. Es geht darum, dass Sie mit Ihrem Körper dem Rhythmus Ihres Atems den bestmöglichen Rahmen bieten.

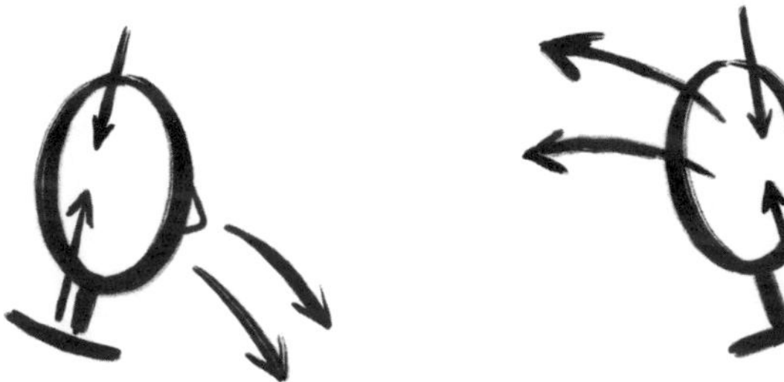

Abb. 15: Ich nicke zustimmend! Geht der Impuls nach vorne oder nach hinten?

2 Auswirkungen der Dehnungs- und Verengungszonen

Erfahren: das Gefühl im Raum

Für das Gefühl des Körpers im Raum sind zwei innere Bilder maßgeblich.

Erstens: Stellen Sie sich aufrecht hin und schließen Sie die Augen. Dann imaginieren Sie vor Ihrem inneren Auge das Bild einer Wasserfontäne, die in Ihrem Körper von den Füßen ausgehend nach oben strebt. Nutzen Sie Ihre Vorstellungskraft und erleben Sie Ihren Körper als eine nach oben sprudelnde Wasserquelle, die in die Höhe und Weite schießt. Wenn Sie mit dem Wasser Probleme haben, können Sie auch das Bild eines Baumstammes nehmen, der in die Höhe wächst. In beiden Fällen nutzen Sie den Impuls, sich mit der Schwerkraft auseinanderzusetzen, indem Sie sich gegen den Boden in den Raum weiten und strecken. Fühlen Sie die Länge, die Weite und das Bedürfnis, sich körperlich dem Himmel anzunähern. Wie reagieren Ihr Organismus, Ihre Gefühle und Ihr Selbstbild auf diese Vorstellung?

Zweitens: Nach einer Pause verändern Sie das Bild und ersetzen es durch einen rauschenden Sturzbach, der von Ihrem Scheitel ausgehend in die Tiefe fällt und der den Körper und seine Formen sanft und beständig Richtung Boden und Erde drückt. So wird die Reaktion auf die Schwerkraft als Hingabe

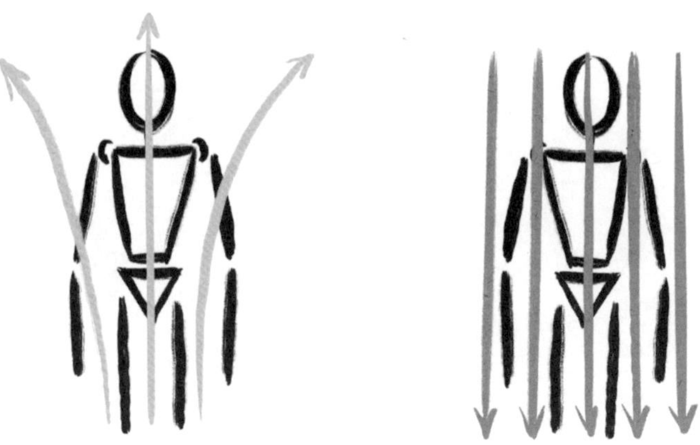

Abb. 16: Fontäne oder Wasserfall?

empfunden, bei der die optimale Lösung die Verwurzelung in der Erde ist, die dort Halt und Kraft findet. Geben Sie sich dem Gefühl hin, vom Wasserfall nach unten gedrückt zu werden. Lassen Sie sich nieder und spüren Sie, wie Sie sich verwurzeln, um Festigkeit und Stabilität zu gewinnen.

Einfach formuliert, lautet abschließend die Frage: Zieht es mich lieber in die Höhe, in die Weite und in den Raum oder in die Stabilität des Bodens und die Beziehung zur Erde? Bekommt es mir besser, mich der Schwerkraft hinzugeben oder mich gegen sie zu strecken? Finde ich Kraft nach unten oder nach oben?

Daraus ergibt sich ein deutliches Kennzeichen der zwei Atemformen, nämlich entweder eine vorherrschende Dynamik des Rumpfes beim Einatmer in den Raum (Expansion) oder eine dominante Stabilisation des Rumpfes beim Ausatmer mit Bezug zum Boden (Kontraktion). Um die dominanten Funktionen des Rumpfes zu gewährleisten, bedarf es der Unterstützung der angrenzenden Körperbereiche. Der dynamische Rumpf wird beim Einatmer vom Becken stabilisiert, während beim Ausatmer das Becken die dynamische Führung des starren Rumpfes in den Boden übernimmt.

In einer grafischen Darstellung können Sie die Grundorganisation der Atemformen erkennen. Dazu zeichnen Sie ein einfaches Strichmännchen (s. Bild 16) und markieren dieses an der Seite entweder mit einem Pfeil nach unten oder einem Pfeil nach oben, als Symbol für die abwärtsgewandte Energie der Ausatemform oder die raumgreifende Energie der Einatemform. Mit diesen klaren Wirkrichtungen begreifen Sie die ursprüngliche Körperorganisation, genauso wie die widersprüchlichen Energien, die sich mittels einer Diagnostik beim erwachsenen Menschen zeigen können. So kann man sich intensiv in die Organisation des Gegenübers oder des eigenen Körpers einfühlen und erkennen, was hier im wahrsten Sinne des Wortes falschherum läuft.

Beobachten: Wirkrichtungen

Nehmen Sie sich Zeit, um bei sich oder anderen Menschen die verschiedenen Segmente des Körpers und ihre jeweiligen Wirkrichtungen zu erfahren. Spüren Sie, schauen Sie, empfinden Sie, fühlen Sie – in welche Richtung zieht es die Beine, das Becken, den Rumpf, den Nacken und den Kopf?

Die genannten Körperteile bilden zwar eine notwendige Einheit und funktionieren in jungen Jahren auch als eben diese Einheit, aber im Laufe der Entwicklung können sich in manchen – oder sogar im äußersten Fall in allen – Segmenten gegenläufige Wirkungen ausbilden.

Ein typischer Fall ist folgender: Die Beine ziehen nach oben und richten sich auf, während der Rumpf nach unten drängt und drückt. Nur wenn Sie die Atemformen kennen und begreifen, sind Sie jetzt in der Lage, das falsche Muster zu enttarnen und das richtige zu fördern:

- Den Einatmer bestätigen Sie in der Aufrichtung der Beine und bringen zusätzlich die Aufrichtung des Rumpfes mit Hilfe eines nach vorne und oben strebenden Brustbeins wieder in seine natürliche Form.
- Den Ausatmer bestätigen Sie in seiner nach unten drückenden Stabilität des Rumpfes und bringen diese nun auch in die Beine, damit die Hingabe zum Boden und das Prinzip des Haltens sich wieder der natürlichen Organisation anschließen können.

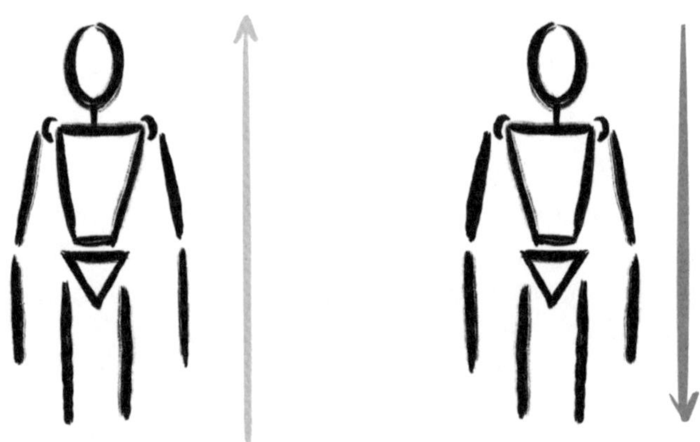

Abb. 17: Die natürliche Atemform ist im Körper eindeutig: entweder aufwärts oder abwärts.

Beobachten: In welche Richtung bewege ich mich, in welche will ich?

Stellen Sie sich aufrecht hin und imaginieren Sie folgendes Bild, dem Sie zugleich auch körperlich Ausdruck verschaffen. Greifen Sie mit Ihren Händen zu einem gerade noch zu erreichenden Objekt über Ihrem Kopf, ohne dass Sie dabei mit den Füßen vom Boden abheben müssen. Langen Sie nach einem

Apfel an einem hohen Ast, einem Glas auf dem Schrank oder einem Ball, den Sie über dem Kopf stoppen.

Danach bücken Sie sich und tun so, als würden Sie etwas vom Boden aufheben. Bewegen Sie sich Richtung Boden, und zwar so, dass es für Sie angenehm ist: mit gebeugten, leicht gebeugten oder gestreckten Knien und einer entsprechenden Fußstellung. Achten Sie darauf, dass die Füße bewusst vollständig auf dem Boden bleiben, und richten Sie sich zur Erde, um etwas aufzuheben.

Die erste Übung entspricht dem Einatmer-Prinzip (den Raum der Weite nutzen), die zweite dem Ausatmer-Prinzip (sich nach unten orientieren, sich hingeben). Kann es dennoch sein, dass Sie auch beim Bücken Ihre Tendenz beibehalten wollen, in den oberen Raum zu wachsen? Ein Einatmer wird im optimalen Fall Brustkorb und Hinterkopf gegen die Abwärtsbewegung anheben. Oder wollen Sie umgekehrt auch beim Greifen in den oberen Raum, Ihre Tendenz beibehalten, sich im Boden lotrecht zu verankern?

3 Bewegungsorganisation der fünf Segmente

In der Natur gilt: Eine Manipulation in der Organisation der Segmente ist widersinnig und schädlich für die Bewegungsökonomie. Manipulationen sind nicht notwendig und sind stets auf äußere Einflüsse zurückzuführen. In seltenen Fällen geschieht dies durch ein Unglück oder ein Trauma, das anschließend nicht mit Hilfe der persönlichen oder sozialen Ressourcen integriert und überwunden wurde; in den meisten Fällen sind es jedoch verbale oder nonverbale Botschaften des Gegenübers, die als Befehl, Auftrag oder Verweis angesehen werden und die die eigentliche Manipulation bewirken.

Dabei handelt es sich in einigen Fällen um reale biomechanische Anweisungen (Brust raus, Bauch rein, Knie gestreckt, Knie gebeugt usw.), in vielen Fällen aber um nach innen gerichtete Botschaften, die sich aus der sozialen Prägung und Konditionierung ergeben und anschließend körperlich manifestieren. Diese sind Reaktionen des Körpers auf mentale Botschaften, die mit entsprechenden Gefühlszuständen einhergehen und in jedweder Kombination die ursprüngliche Struktur beeinträchtigen. Eine Auflistung, wie sie im Folgenden vorgestellt wird, ist aufgrund ihrer strikten Vorgabe mit Vorsicht zu genießen. Gleichwohl bietet sie die logische biomechanische Folge des Systems, beschrieben an den fünf großen Hauptsegmenten.

Füße und Beine
Einatmer: Impulsivität, aktiver Fußdruck in den Boden richtet auf, Beine strecken nach oben (Dynamik)
Ausatmer: Verwurzelung, Gewichtsabgabe über die Füße, Aufrechterhaltung des Körpers gegen die Schwerkraft (Stabilität)

Becken
Einatmer: gespannt, nach innen gewandt, Basis für Rumpf bildend (Stabilität)
Ausatmer: beweglich, nach unten gerichtet, gelöst (Dynamik)

Rumpf und Arme
Einatmer: in den Raum gerichtet, gestreckt, geweitet (Dynamik)
Ausatmer: das Becken absichernd, statischer Druck nach innen und unten (Stabilität)

Hals und Gesicht (ausgenommen Ohren)
Einatmer: fest, starr, ruhig (Stabilität)
Ausatmer: führend, bewegend, aktiv (Dynamik)

Hinterkopf (einschließlich Ohren)
Einatmer: führend, in den oberen/hinteren Raum gewandt, ziehend (Dynamik)
Ausatmer: haltend, fest, dem Gesicht Spielraum gebend (Stabilisation)

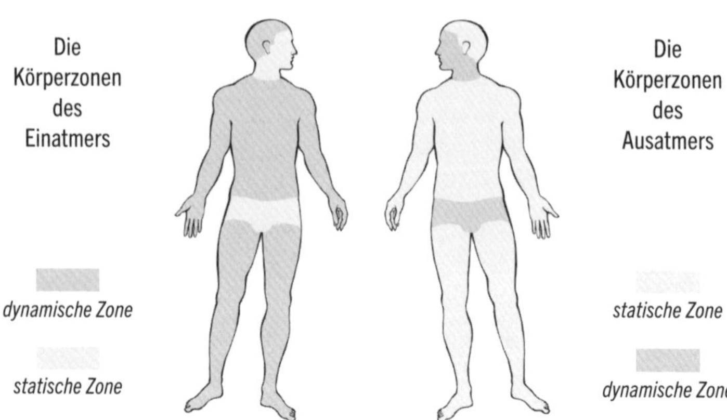

Abb. 18: Die gegengleichen Stoffwechselzonen der Atemformen sind elementar für Verständnis und Anwendung.

Es ist selten notwendig, diese starren Prinzipien isoliert zu trainieren; gleichwohl können Sie mit dieser Definition Ihre Wahrnehmung schulen und Abweichungen ausfindig machen. Die normale Gesamtorganisation stellt sich in der Regel automatisch über den Atem und dessen biomechanische Logik ein. Es ist nicht notwendig, die einzelnen Segmente anzusteuern oder sie bewusst muskulär zu stimulieren. Nur in den möglichen Fällen einer der eigenen Form zuwiderlaufenden Organisation (»Ich soll doch meine Brust herausstrecken.« »Ich soll doch den Nacken lang und stabil halten.« etc.) lohnt sich das bewusste Umorientieren.

Beobachten: das Spüren der Organisation

Zu erkennen, dass dem einen ein langer Nacken besser bekommt als dem anderen, dass ein drückender Brustkorb angenehmer ist als ein sich streckender, bedeutet nicht automatisch, dass dadurch die praktische Umkehrung der Verhältnisse eingeleitet wird.

Die Aufgabe in diesem Moment lautet: Können Sie Ihre eigenen fünf Zonen wahrnehmen? Können Sie diese oben beschriebenen Prinzipien körperlich abgleichen und bestätigen?

Woher wissen Sie, ob es stimmt oder nicht? Und wenn Sie eine generelle Tendenz erkennen können – das Becken ist stabilisiert oder das Becken ist beweglich –, woher wissen Sie dann, ob die dafür genutzte Intensität passend ist?

Probieren Sie die oben beschriebenen Prinzipien der einzelnen Segmente aus; und versetzen Sie sich auch bewusst in die gegenteilige Anordnung. Versuchen Sie abschließend auch Mischformen zu kreieren, also Kombinationen von Stabilität und Dynamik (bspw. stabile Beine, stabiles Becken und beweglicher Rumpf), die natürlicherweise nicht vorgesehen, in der realen Erscheinung beim modernen Menschen aber häufig anzutreffen sind.

Wie die Natur es möchte

Wer jahrelang seinen Nacken gerade gehalten hat, obwohl es ihm nicht bekommt, ist sicherlich erleichtert über die neuen Möglichkeiten, die sich aus der veränderten Botschaft ergeben; aber welche Art der Instinktsicherheit wird sich dadurch ausbilden können? Eine kognitive Erkenntnis besagt für den Körper erst einmal nichts oder nicht viel. Erst mit der wirklichen Empfindung sind wir in der Lage, uns neu – oder besser: wieder ursprünglich – zu gestalten. Deswegen genügt es zunächst, sich dem einfachen Sein zu überlassen. Lassen Sie also das Becken das tun, was es möchte: entweder sich stabilisieren oder sich bewegen. Wie stark oder intensiv diese Ausrichtung sein wird, lassen Sie von der Intelligenz des Körpers selbständig ausführen.

Geben Sie der Organisation Zeit, denn diese innere Taktung ist als Lebensrecht in Ihnen verankert und wird sich früher oder später bemerkbar machen. Der Körper ist nicht die bloße Zusammensetzung der fünf Segmente, sondern ein Abbild des Lebens. Der lebendige Atem ermöglicht eine lebendige Form – ganz von alleine. Spüren Sie also behutsam, seien Sie neugierig, achten Sie darauf, welche Intensitäten und welche Prinzipien sich in Ihrem Körper ausdrücken möchten. Lassen Sie die aktive Manipulation sein und vertrauen Sie vor allem der sich aus sich selbst ergebenden Gesamtorganisation.

Die fünf Körperzonen sind eine Unterkategorie der biomechanischen Struktur und als solche der Analyse besonders zugänglich. Für genaue Erklärungen und Erkenntnisse sind sie ungemein hilfreich; gleichwohl repräsentieren sie eine Zerstückelung des Ganzen. Ein Ganzes, das vor jeder Unterteilung maßgeblich und entscheidend ist. Beachten Sie: Die fünf Körperzonen bauen auf dem Ganzen auf – sie bilden es nicht, sondern werden wie der Körper selbst vom Atem gebildet.

Erfahren: Massage der fünf Segmente

Sie können diese Übung auch allein machen, zu Beginn ist es aber sehr zu empfehlen, einen Partner zu bitten, bei der ersten Massage behilflich zu sein. So nehmen Sie selbst Ihre Segmente mittels der direkten und intensiven Hautempfindung wahr. In der Praxis wird dabei auf die jeweilige Konstitution der Zonen Rücksicht genommen. Dort, wo verdichtete Kontraktionsenergie vorherrscht, in den sogenannten Verengungszonen, lohnt sich eine kräftige Massage, ein Kneten, Walken, Drücken und Schieben. Dort, wo gedehnte, stoffwechselfreudige, dynamische Energie vorherrscht, in den sogenannten Dehnungszonen, bieten sich sanfte, leichte, weiche und schwungvolle Bewegungen an.

- *Einatmer empfangen sanfte Massagen an Beinen, Rumpf, Armen, Hinterkopf und Ohren und kräftige am Becken, am Hals und im Gesicht.*
- *Ausatmer bekommen sanfte Massagen am Hals, im Gesicht und am Becken und kräftige Massagen an Hinterkopf, Ohren, Rumpf, Armen und Beinen.*

Nehmen Sie sich mindestens zehn Minuten Zeit für diese Übung und erfahren Sie »leibhaftig« die Beschaffenheit der unterschiedlichen Körpersegmente.

Dabei ist es unerheblich, in welcher Reihenfolge Sie massieren. Es bietet sich aber an, den Körper von oben nach unten oder von unten nach oben zu massieren; oder aber zunächst die eine Zonenart (Verengung oder Dehnung) und mit ihr die dafür vorgesehene Massageart (kräftig oder sanft) und dann die andere auszuführen. Sofern Sie es in einer Partnerübung angehen, ist es selbstverständlich, die Massage auch anschließend an Ihrem Partner auszuprobieren.

Nutzen Sie bei der Arbeit – egal ob als Empfangender oder Gebender – konsequent die zwei unterschiedlichen Berührungsoptionen, auch wenn diese zunächst an manchen Stellen oder insgesamt nicht sinnvoll erscheinen. In Dehnungszonen streicheln und berühren Sie sanft, zärtlich und mit wenig Kraft, in Verengungszonen kneten, greifen und massieren Sie kräftig.

Diese Übung ist nicht nur wohltuend, sondern für viele Menschen eine leicht nachzuvollziehende Bestätigung ihrer – der Atemform folgenden – Körperorganisation. Um die Erfahrung zu verstärken, probieren Sie bei sich selbst eine gegentypische Massage, um zu erkennen, was Sie brauchen und was nicht. Massieren Sie also alle Zonen genau anders herum. Wie reagiert der Körper darauf?

Interessant ist in diesem Zusammenhang folgende Überlegung: Der Masseur kann aufgrund seiner eigenen formbedingten Beschaffenheit in den Händen (Verengungszone oder Dehnungszone) für die jeweiligen Kontaktmöglichkeiten (fest oder weich) prädestiniert sein. Einatmern kann es also häufig leichter fallen, die sanften und dynamischen Berührungen anzusetzen, während dem Ausatmer die harten und festen Griffe leichter gelingen. Gleichwohl sollte man diese Überlegung nur als oberflächliches Phänomen betrachten. Denn in der Natur kennt die Massage von Mensch zu Mensch weit mehr Komponenten als die körperliche Intensität der Berührung.

Wenn wir in der Massage die Atemform und ihre Auswirkung auf die Segmente erfahren, sollten wir die Möglichkeit in Betracht ziehen, dass Behandler und Behandelter an manchen Körperstellen nicht optimal miteinander harmonieren. Wenn die Hände eines Einatmers die verspannte Schulterregion eines Ausatmers kräftig massieren sollen, können sie sich damit ebenso schwertun wie die Hände eines Ausatmers, die die gleiche Region bei einem Einatmer sanft lockern wollen. Probieren Sie alle verschiedenen Möglichkeiten aus und reagieren Sie achtsam auf alle Ihre gemachten Empfindungen.

4 Primäre und sekundäre Faktoren

Mit obiger Übung haben wir die Betrachtung der Biomechanik erweitert und auf die Biochemie ausgedehnt, indem wir die Auswirkungen der Atemformen auf das Gewebe und die Empfindungen dort erfahren haben.

- Primär gilt: Die Biomechanik ist maßgeblich und die allererste Auswirkung der Atemformen. Muskeln und Knochen formen den natürlichen Rahmen des Atemrhythmus. Die biomechanische Logik ist ursächlich, und sie ist auch jederzeit zu erkennen. So begreifen wir die überwiegende Tendenz des Körpers: zur Expansion oder zur Kontraktion. Und wir begreifen zudem die daraus folgenden Muster des neuromuskulären Systems.

- Sekundär gilt: Auf diese biomechanischen Grundlagen antwortet der Stoffwechsel; gleichwohl ist der Stoffwechsel im ganzen Körper, wie in den einzelnen Segmenten, von anderen Faktoren abhängig, die eine klare Zuordnung und die atemformbedingte Erfahrung beeinträchtigen können. Deswegen werden Auswirkungen der Atemform in derlei Fällen als sekundäre Faktoren bezeichnet – sie sind oft zutreffend, können jedoch aufgrund biografischer, biochemischer oder sozialer Manipulationen stark beeinflusst sein. Gleichwohl ist die Zonenmassageübung, achtsam und bewusst ausgeführt, häufig eine sehr überzeugende Erfahrung, für viele Anwender sogar ein Augenöffner in Hinblick auf die eigene Atemform.

V
Sekundäre Auswirkungen auf den Stoffwechsel

1 Verengung und Dehnung – niedriger Stoffwechsel und hoher Stoffwechsel

Verengung und Stabilisation erfordern Kraft und Ausdauer, aber keine Beweglichkeit, kein Pumpen der Flüssigkeiten und Austauschstoffe, die beständig zwischen hohem und niedrigem Volumen changieren. Wir finden kein dynamisches Spannen der Muskulatur von aktiv zu passiv und wieder zurück. Hier wird die Durchblutung gedrosselt; Wärme wird gespeichert, aber nicht abgegeben. Es entsteht eine wärmeempfindliche Zone.

Dehnung und Dynamik hingegen erzeugen das Gegenteil: einen höheren und schnelleren Stoffwechsel, eine höhere Aktivität, ein Mehr an Einnahme, Verbrennung und Abgabe. Energie wird in solchen Fällen ausgiebig verwandelt, eine hohe Durchblutung ist die Folge. Sie erzeugt Reibung und Wärme. Diese Wärme wird als Regulation über den Körper abgegeben. Es entsteht eine kälteempfindliche Zone.

Beobachten: Ohren und Hals/Stirn

Stellen Sie sich vor: Es ist sehr kalt. So kalt, dass Sie sich schützen müssen vor der Kälte. Was würde Sie mehr schrecken? Ein weit geöffnetes Dekolleté, ein freier, ungeschützter Hals mit offener Kehle und entblößtem Kinn – oder eine fehlende Mütze über Ohren und Hinterkopf?

Legen Sie beide Hände auf die Ohren und nehmen Sie unvoreingenommen die Temperatur wahr. Legen Sie dann beide Hände an den Hals und die Stirn. Wie ist dort Ihre Temperaturempfindung?

Vergegenwärtigen Sie sich, dass Stirn und Hals beim Einatmer in einer wärmeempfindlichen Zone liegen und die Ohren in einer kälteempfindlichen Zone. Beim Ausatmer ist es genau umgekehrt.

Erfahren: Wasseranwendungen der Zonen

Nehmen Sie einen Duschstrahler und stellen Sie ihn abwechselnd auf kalt/eiskalt und warm/sehr warm/heiß ein und testen Sie die Auswirkungen auf die fünf Zonen.

Konkret: Fangen Sie mit Gesicht, Hals und Becken an und behandeln Sie diese mit kaltem Wasser (oder alternativ mit Kühlpacks oder einem kalten Waschlappen). Je kälter, desto klarer die Empfindung. Wie fühlt sich das an? Erfrischt und belebt es? Oder stellt sich ein neutrales bis unangenehmes Empfinden ein?

Dann vergleichen Sie die Kaltanwendung mit den anderen Zonen, also an Armen, Beinen, Hinterkopf und Rumpf. Vor allen Dingen die Schultern sind ein guter Indikator. Wie reagiert Ihr Körper auf Kälte in diesem Bereich? Ist sie besser oder schlechter auszuhalten als am Becken und im Gesicht?

Und wie ist es, wenn Sie das Prozedere mit Wärme durchführen? Entspricht Ihre Wahrnehmung im umgekehrten Maße auch der Temperaturerhöhung? Sind diejenigen Zonen, die Kälte gut vertragen, empfindlicher bei Wärme und umgekehrt?

Beobachten: Lesen

Nehmen Sie wahr, wie Sie lesen. Wie halten Sie das Buch? Wie und worauf sitzen Sie, welche Haltung bieten Sie Ihrem Körper an, um das Lesen zu bewerkstelligen?

Wie atmen Sie, wenn Sie einen Abschnitt besonders interessant oder besonders langweilig empfinden?

Nachdem Sie diese Fragen beantwortet haben: Haben Sie während der Selbstbeobachtung auf die fünf Zonen geachtet? Auf die Durchblutung in den Zonen? Womöglich nicht. Deshalb nehmen Sie nun noch einmal Ihren lesenden Körper wahr und richten dabei den Fokus besonders auf die fünf Zonen der Atemform.

Nehmen Sie das Becken als verengende Zone wahr? Oder als sich dehnende, bewegliche? Welche Auswirkungen des Stoffwechsels im Becken auf innere Prozesse, Durchblutung, Aktivitätslevel oder Energieform können Sie spüren?

Beobachten: Temperaturen beim Kind

Deutlicher wird das Prinzip der Temperaturunterschiede, wenn man in spürenden Kontakt mit dem Kopf kleiner Kinder oder Babys kommt. Im gesunden

Zustand haben die Ausatmer tendenziell einen warmen oder heißen Hinterkopf und lauwarme oder kalte Wangen, während die Einatmer warme Wangen und einen kühlen Hinterkopf haben. So spüren Sie die realen Auswirkungen der Atemformen anhand der unterschiedlichen Stoffwechselzonen bei Ihrem Kind.

2 Elektrischer Fluss

Kinder sind biologisch eindeutiger und körperlich gar nicht oder nur geringfügig manipuliert. Deswegen geben sie häufig auch Aufschluss über die Wirkung sekundärer Faktoren. Bei Erwachsenen sind diese Optionen eingeschränkter, da deren Kalt-Warm-Rhythmus nicht immer so klar ausgeprägt ist. Zumindest können Sie sich so erklären, warum manche Menschen bei kalten Temperaturen bevorzugt einen Schal (um den Hals zu wärmen) oder eine Mütze (um den Hinterkopf und die Ohren zu wärmen) tragen. Oder Sie können sich erklären, warum manche Menschen im Winter keine Handschuhe brauchen, weil die Hände eine gewisse Grundwärme erzeugen, während andere vor allen Dingen am Ende der Extremitäten schnell frieren. Dies sind nur bedingt konstitutionelle oder antrainierte Fähigkeiten (etwa Abhärtung), sondern in erster Linie Bereitschaftsreflexe für einen optimalen Austausch mit der Umwelt. Dieser Reflex bildet das harmonische Miteinander von wechselwirksamen Zonen aus.

In der Elektrotechnik kann kein Strom fließen, wenn nicht an manchen Stellen ein Überschuss und an anderen ein Defizit an Ladung besteht. Im Körper haben Sie die gleichen Prinzipien, um den Energiefluss zu gewährleisten. Die im Wechsel gestreckten und gebeugten Gelenke der Extremitäten sind ein gut wahrnehmbares Beispiel, die Zonen der Stabilisation und Beweglichkeit ein anderes. Dabei kennzeichnet die Bewegung vor allen Dingen die Abwechslung, so dass die Übergangspunkte in der anatomischen Aufzählung von großer Bedeutung sind: Das Iliosakralgelenk (Übergang Becken zum Rumpf), der letzte Halswirbel (Übergang vom Rumpf zum Hals) und der Atlaswirbel (Übergang vom Hals zum Hinterkopf) sind bei beiden Atemformen unterschiedlich ausgeprägt – und in einem einig: An diesen Stellen wird das Zusammenspiel des gesamten Körpers entschieden.

Erfahren: Überstreckung der Wirbelsäule (Lordose)

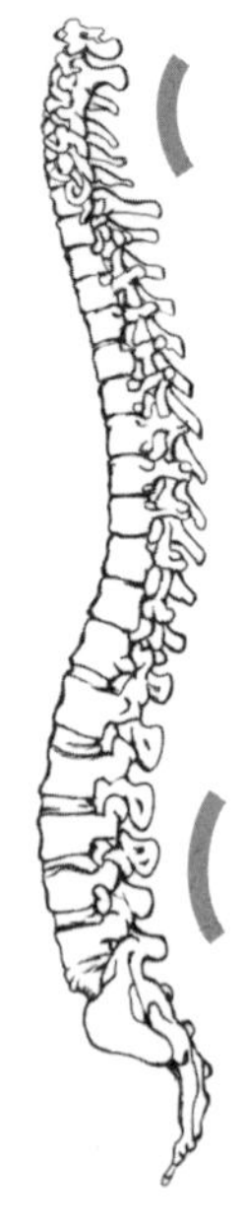

Übertreiben Sie es hier ausnahmsweise einmal und gehen Sie bewusst in eine Hyperlordose, in eine willkürlich herbeigeführte Überstreckung. Probieren Sie nacheinander den Knick nach hinten am beweglichen Übergang des Hals-Kopf-Gelenkes (Halslordose) und am beweglichen Übergang zwischen dem letzten Lendenwirbel und dem Kreuzbein (Lendenlordose) aus.

Welche Übertreibung fühlt sich stimmiger an, welche gänzlich falsch? Welche Auswirkungen hat die jeweilige Lordose auf Ihre Atmung?

Abb. 19: Welche Lordose macht Sinn?
Die im Hals oder die im unteren Rücken?

3 Ernährung

Die Ernährung und deren Verwertung lässt nur bedingt Rückschlüsse auf die Atemformen zu. Ernährung ist stets ein sekundärer Faktor, und so sind Abweichungen von der Vorgabe möglich, da die zellulären Abläufe besonders vielschichtig und vielen Einflüssen unterworfen sind. Gleichwohl bietet sich auch hier das Verständnis der unterschiedlichen Stoffwechselzonen an.

Will man das Prinzip der Auswirkungen der Atemformen verstehen, beginnt man mit dem Begriff des Verbrennungsfeuers. Diese Metapher bezieht sich auf jenen Bereich des Menschen, in der die Verdauung und Verwertung hauptsächlich stattfindet: Das ist der Rumpf. Je nach Atemform obliegt die Verdauungsarbeit also einer stark durchbluteten oder weniger durchbluteten Zone, einer Dehnungs- oder einer Verengungszone – und somit einem großen oder kleinen Verdauungsfeuer und einer differenzierten Funktionsweise der Verdauungsorgane.

Vereinfacht kann man sagen, dass die weniger gut durchblutete Zone des Ausatmers, in dem seine Verdauungsorgane liegen, langsamer und schwerfälliger arbeitet als die schnellere und dynamischere Zone des Einatmers. Noch einfacher gesprochen: Einatmer sind schneller mit ihrem Geschäft auf der Toilette fertig als Ausatmer. Die Erfahrung zeigt, dass es einerseits Bestätigungen für diese theoretische Grundlage in der Praxis gibt; andererseits gilt das oben Gesagte: Die Ernährungsfunktionen werden tagtäglich auch von anderen Eigenschaften beeinflusst, womit die einfach gesprochene Behauptung sich nur als mögliche, keinesfalls sichere Bestätigung erweisen wird.

Dennoch sind einige der sich aus der Atempräferenz ergebenden Überlegungen für die Praktiker interessant und können durch eigene Erfahrungen überprüft werden. Zunächst ergibt sich aus der anders gearteten Stoffwechselsituation ein unterschiedlicher Flüssigkeitsbedarf. Mehr Verbrennungsenergie – das große Verdauungsfeuer des Einatmers – erfordert für die Verbrennung eine erhöhte Flüssigkeitsaufnahme, was die allgemein gültigen Ernährungsratschläge (so viel trinken wie möglich, mindestens aber so und so viel Liter) in einem anderen Licht erscheinen lässt. Nur dort, wo mehr verstoffwechselt wird, muss auch intensiv ausgeschwemmt werden.

Beobachten: Flüssigkeitsaufnahme

Wie oft und wie viel nehmen Sie täglich an Flüssigkeit zu sich? Haben Sie häufig Durst und folgen Sie diesem Bedürfnis? Steht immer eine Flasche Wasser (oder was Sie bevorzugen) in Ihrer Nähe?

Oder gehören Sie zu den Menschen, die zwar schon oft gehört haben, sie sollen mehr trinken, es aber bisweilen nur mit Widerwillen oder aus vernunftgesteuerten, aber nicht innerlich wahrnehmbaren Motiven tun?

Sagt Ihnen Ihr Körper, wie viel Sie trinken sollen – oder Ihr Verstand?

Beobachten: Verteilung der Essensaufnahme

Was können Sie aus eigener Erfahrung zu Ihrem Ernährungsverhalten sagen? Wie vertragen Sie große oder kleine Mahlzeiten, wie ist Ihre Verteilung der Nahrungsaufnahme über den Tag?

Haben Sie zwei oder drei große Essenszeiten oder nehmen Sie öfter etwas und dafür weniger zu sich?

Wie bekommt es Ihnen, wenn Sie zwischendurch etwas essen? Ein paar Nüsse, ein Sandwich, ein Stück Kuchen oder die Reste vom Vortrag. Belastet Sie das oder halten Sie genau so Ihren Organismus in Schwung?

In der Essensverteilung wird das Prinzip der zwei Verdauungsmechanismen in besonderem Maße sichtbar. Das große Verdauungsfeuer des Einatmers braucht nicht nur viel Flüssigkeit, sondern auch entsprechend große Mahlzeiten, um sinnvoll arbeiten zu können. Die Mahlzeiten dürfen kräftig und stark gewürzt (auch gesalzen!) sein. Großer Hunger ist in diesem Fall nicht belastend, sondern notwendig. Füttert man diesen Magen beständig mit kleinen Portionen, muss das große Feuer trotzdem jedes Mal neu angeheizt werden, was nicht nur das Verdauungssystem irritiert, sondern häufig auch die Persönlichkeit des Essenden. Große Buffets, bei denen über mehrere Stunden mal hier und da etwas aufgenommen wird, sind in so einem Fall sehr ungünstig und stören die Atemlogik.

Auf der anderen Seite ist genauso ein Verhalten für das kleine Verdauungsfeuer optimal. Es braucht wenig Flüssigkeit, wenig Hunger und auch weniger kräftige und gewürzte Kost, damit es nicht zu einer Überlastung oder Erschöpfung kommt. Man kann in so einem Fall, unabhängig von diätischen Interventionen, bedenkenlos zu jeder Zeit essen, da der Stoffwechsel die entsprechende Grundlage bietet. Der Ausatmer ist höchstens von einem zu vollen und fettigen Mahl erschöpft (das überfordert das kleine Feuer), während der Einatmer Probleme damit bekommt, wenn er das große Feuer beständig anwerfen muss.

Darauf aufbauend lässt sich erklären, dass der Einatmer für sein großes Verdauungsfeuer eine Kost benötigt, die vor allem Fette und Mineralien enthält. Der Ausatmer hingegen benötigt Kohlenhydrate und Eiweiße. Der allgemein anerkannte Verteilungsschlüssel der Grundnährstoffe wird so nicht gänzlich aufgegeben (jeder Mensch braucht Kohlenhydrate, Fette und Eiweiße), aber anders gewichtet.

Beobachten: nicht mögen – vertragen

Es geht nicht darum, welche Form der Ernährung Sie lieben, sondern wie diese auf Ihren Körper wirkt, also wie Sie sie vertragen.

Fragen Sie sich nach dem Essen, wie Sie sich konkret fühlen: belastet oder genährt? Organisch überfordert oder vital? Schlecht oder gut gelaunt? Oder von allem ein bisschen?

Zusammengefasst für Ihre möglichen Erfahrungen ergibt sich aus dem großen und kleinen Verdauungsfeuer folgendes Szenario:

- **Einatmer**: mehr Sauerstoff, mehr Verbrennungsenergie, also kräftige Kost, fettreich, kohlenhydratarm, wenige Mahlzeiten, Zwischenmahlzeit belastend, mehr Säure und Flüssigkeit, mehr Gewürze und Salz.
- **Ausatmer**: weniger Sauerstoff, weniger Verbrennungsenergie, also wenig Flüssigkeit und Säure; mehrere Mahlzeiten, fettarm, kohlenhydratreich, wenig Gewürze und Salz.

Diese theoretischen Überlegungen lassen sich in der Praxis bestätigen, und wenn Sie sich und Ihr Verhalten hier wiederfinden, gehören Sie zu denjenigen, die Ihrer Form intuitiv folgen. Wenn Sie sich ansatzweise wiederfinden, bekommen Sie vielleicht Anregungen für Ihr persönliches Wohlbefinden oder ein Verständnis für manche Ihrer Empfindungen. Wenn Ihre Erfahrungen und Bedürfnisse deutlich von der theoretischen Vorgabe abweichen, bestätigt dies, dass das Ernährungsverhalten als Folge der Atemform nur eine Möglichkeit, aber kein zwingendes Muster bedeutet. Ernährung ist ein sekundärer Faktor, eine biochemische Folge, die von anderen Einflüssen überlagert oder verdrängt werden kann.

4 Ohren und Augen

Aus dem Prinzip des unterschiedlichen Zonen-Stoffwechsels kann man auch die Wahrnehmung der Sinnesorgane Ohren und Augen und deren bevorzugte Nutzung ableiten. Noch stärker als bei der Ernährung sorgen hier allerdings soziale Einflüsse für starke Abweichungen der biochemischen Folgen. Welche Lehr- und Lernmethoden sind in der eigenen Biografie zum Tragen gekommen, welchen Vorbildern wurde nachgeeifert, welchen sozialen Prägungen war man unterworfen?

Diese formen die Präferenzen der Sinnesorgane maßgeblich und können von der theoretischen Zuordnung zu den Atemformen unterschieden werden. Diese lautet: Die unterschiedlich starke Durchblutung in den zwei Kopfarealen (Gesicht bzw. Hinterkopf) sorgt für eine unterschiedliche Aufnahmebereitschaft der dort sitzenden Organe (Augen bzw. Ohren), was vor allen Dingen bei der Informationsaufnahme (Lernen und Verstehen) eine tragende Rolle spielen kann.

Erfahrung: Aufnahmekanäle

Was ergreift Sie mehr, ruft stärkere Gefühle in Ihnen hervor und lässt Sie den Inhalt besser aufnehmen: ein Hörbuch oder ein gedrucktes Buch?

Ähnliches können Sie auch auf andere Bereiche übertragen. Fesselt Sie eine Sportübertragung im Radio mehr als im Fernsehen?

Zum Lernen: Wie können Sie sich eine Telefonnummer besser merken? Indem Sie sie aufschreiben und vom Blatt lernen oder indem Sie sie aufsagen (oder jemand anderes es für Sie tut)?

Vielleicht werden Sie auch bei diesen Fragen übereinstimmende Ergebnisse mit Ihren bisher gemachten Einschätzungen erzielen, aber generell kann die Abweichung von der eigentlichen Atemform hier besonders ausgeprägt sein. Mit Hilfe der biochemischen Folgen der Stoffwechselzonen haben Sie tiefgreifende Möglichkeiten, treffen gleichzeitig aber auch auf andere Einflussfaktoren, die das zielgerichtete Erfahren und Praktizieren nicht immer so einfach machen. Das ist bei den biomechanischen Folgen der Atemform ganz anders. Deswegen ist das folgende Kapitel den Körperübungen gewidmet.

VI
Funktionelle Gymnastik

1 Grundlagen

Funktionsgymnastik ist mittlerweile ein weit verbreiteter und häufig auch irrtümlich verwendeter Begriff. Wir verstehen darunter die ökonomische Bewegung eines Körpers, die ihrer Bestimmung folgt. Diese lautet: so leicht wie möglich, so anstrengend wie nötig. Das unterscheidet Gymnastik vom Sport oder anderen Bewegungsformen, die auf bestimmte Ziele hin ausgerichtet sind und so die Ökonomie vernachlässigen. Funktionelle Gymnastik hingegen wird als messbare, spezifische und realistische Vorbereitung für die alltäglichen Bewegungen des Körpers verstanden.

Die untenstehenden Beschreibungen folgen der biomechanischen Logik der Atemformen. Sie sind primärer Natur und im Gegensatz zu den sekundären Faktoren jederzeit erfahrbar und unabdingbar. Der Körper ist entweder in Expansions- oder Kontraktionsbereitschaft und kann zwischen diesen beiden Polen nicht wechseln oder bestimmte Aspekte des einen übernehmen und andere nicht. Dementsprechend werden die Körperstrukturen vom ersten Atemmoment an darauf ausgerichtet, diesem Rhythmus zu folgen.

Spüren Sie beiden Vorgaben am besten im Stehen nach und fühlen Sie sich hinein in die grundlegenden funktionellen Ausrichtungen der beiden Formen. Es ist kein Ärgernis, sondern ein gutes Zeichen, wenn sie bestimmten Anweisungen der Gegenform körperlich nicht folgen können. Vielmehr ist es ein Beleg für Ihre noch aktive Instinktsicherheit.

Funktionelle Bedingungen des Einatmers

Förderlich

- aktiv ziehende Einatmung;
- Bewegung ist raumgreifend und vom Körper weg;
- der Körperschwerpunkt liegt hinten;
- aktiv gebeugte Gelenke: Sprunggelenk, Hüftgelenk, Handgelenk, Schulter;
- aktiv gestreckte Gelenke: Zehen, Knie, Finger, Ellenbogen;
- nutzt den Widerstand zur Aufrichtung, Streckung;
- der Hinterkopf ist gewichtet, der Blick über der Horizontebene;
- mögliche HWS-Lordose, freie Kehle;
- die Arme liegen nahe am Brustkorb;
- das Becken ist zentriert, Muskeltonus in der zweiten Schicht der Beckenbodenmuskulatur;
- die Beine sind aktiv gestreckt.

Ungünstig

- in den Boden sinken;
- gebeugte Arme und Beine;
- Gewichtsverlagerung auf Zehenballen;
- Dehnung zwischen den Sitzbeinhöckern;
- Einsinken des Brustkorbes;
- forciertes Ausatmen;
- den Nacken dehnen;
- das Kinn zur Kehle drücken.

Der Vollständigkeit halber sind hier alle Bedingungen der Ausatemform angefügt. Im Grunde genügte es, alle Bedingungen des Einatmers ins Gegenteil zu verkehren. Die beiden Grundkräfte Zug und Druck wirken stets gegensätzlich.

Funktionelle Bedingungen des Ausatmers

Förderlich

- Die Ausatmung ist aktiv führend über die Flanken Richtung Becken;
- Bezug nehmen auf den unteren Raum, auch in der Streckung;
- die Gliedmaßen sind leicht gebeugt;
- die Spannkraft führt die Bewegungen an;

- aktiv gestreckte Gelenke: Sprunggelenk, Hüftgelenk, Handgelenk, Schulter;
- aktiv gebeugte Gelenke: Zehen, Knie, Finger, Ellenbogen;
- sanfter Beginn, geführte Kraft, gleichmäßiges, langsames Lösen;
- die Stirn ist gewichtet, der siebte Halswirbel gedehnt;
- der Beckenraum ist gelöst gedehnt.

Ungünstig

- gegen den Widerstand des Bodens drücken;
- durchgestreckte Arme, Beine;
- Gewichtsverlagerung auf die Fersen;
- aktives Heben des Brustkorbs;
- aktives Einsaugen der Luft;
- verkürzter Nacken;
- Heben des Kinns.

2 Den Atem in der Gestalt wahrnehmen

Liegen

Erfahren: Rücken oder Bauch

Legen Sie sich zunächst auf den Rücken und nehmen Sie wahr, ob diese Position Ihren Atem bestärkt oder nicht. Stimmt der Raum, den Sie dem Atem durch Ihre Körperhaltung anbieten?

Um sicherzugehen, probieren Sie in der Rücklage beide Atemformen (Brustatmung mit aktiver Einatmung und Bauchatmung mit aktiver Ausatmung) aus.

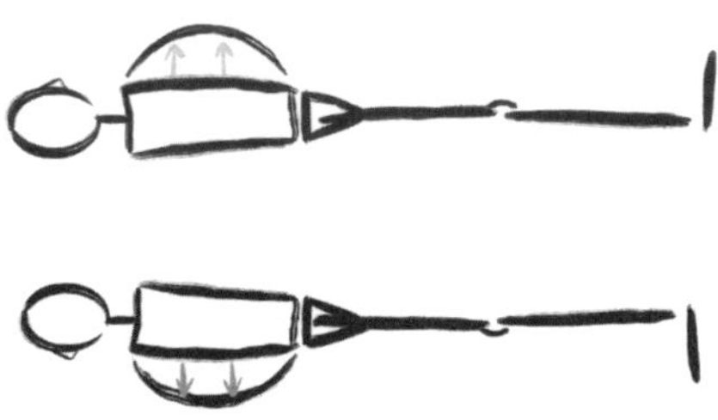

Abb. 20: Raum und Weite – oder Gegendruck?

Nach einer Pause drehen Sie sich auf den Bauch und nehmen dort zunächst die Voraussetzungen wahr und wie diese auf Ihren Atem wirken.

Dann probieren Sie beide Atemformen in der Position auf dem Bauch aus. Was erleben Sie bei dieser Übung?

Bedeutet das, dass man als Einatmer unbedingt in der Rücken-, als Ausatmer unbedingt in der Bauchlage schlafen sollte? Nein, es zeigt nur, dass es körperliche Voraussetzungen gibt, die in der einen Liegeposition dem Atem mehr entgegenkommen als in der anderen.

Stehen

Abgesehen von der funktionellen Ausrichtung im Stehen, die oben dargelegt worden ist, zeigt sich hier auch ein grundlegendes Prinzip. Stehen, sofern es sich um dauerhaftes Stehen handelt, wie es in bestimmten Berufen üblich ist, ist Haltearbeit: eine statische, verengende, gleichbleibende Aktion. Sie folgt dem Prinzip der Ausatmung, und so könnte man folgern, dass das Stehen dem Ausatmer mehr entgegenkommt als dem Einatmer. Das stimmt einerseits und ist andererseits irreführend. Denn Verkäufer hinter einer Theke, Arbeiter am Band oder Menschen, die stundenlang in Warteschlangen aushalten müssen, gehören beiden Atemformen an. Einzig das Verhalten im Stehen könnte hier Auskunft geben. Denn der expansive Einatem-Typ wechselt vielleicht mehr von einem Bein aufs andere oder wippt unruhig hin und her, während der stabile Ausatem-Typ diese statische Haltearbeit vielleicht müheloser und entsprechend unauffälliger ausführen kann.

Im Stehen bietet sich darüber hinaus eine essentielle Kurzusammenfassung der funktionellen Prinzipien an. Folgende drei Indizien dienen stets als erste Möglichkeit, den Körper in seiner jeweiligen Atemform auszurichten.

Die Gewichtung des Körpers liegt tendenziell eher vorne oder hinten (Vorfuß oder Ferse). Die Position des Kopfes ist entweder vorne (Stirn) oder hinten (Hinterkopf) an einen imaginären Gegenstand angelehnt. Die Extremitäten sind in den Zentralgelenken (Ellenbogen und Knie) eher gestreckt oder gelöst. Alle zuerst genannten Bedingungen unterstützen die Ausatmung, alle zweitgenannten die Einatmung.

Erfahrung: Strecken im Stehen

Stellen Sie sich leicht breitbeinig hin, maximal in einem Winkel von 80 Grad in den nach außen gestreckten Beinen. Strecken Sie beide Arme in V-Form zur Decke oder zum Himmel. Strecken Sie Knie und Ellenbogen bewusst und heben Sie Ihr Brustbein leicht schräg nach oben. Führen Sie Ihre Arme in einen 45-Grad-Winkel zum Oberkörper und bewerten Sie die Möglichkeit, inwieweit die Einatmung in dieser Position gefördert wird.

Verändern Sie die Position dahingehend, dass Sie den Beinwinkel weiter, auf 90 Grad oder mehr, einstellen. Beugen Sie bewusst ein wenig die Knie und drücken Sie Ihr Becken – trotz der Streckung nach oben – in Richtung Boden.

Halten Sie den Brustkorb fest und beginnen Sie die Bewegung des Nach-oben-Reichens von Ihren Schultern ausgehend. Die Ellenbogen folgen der Streckung nur passiv. Nehmen Sie die Arme ein wenig nach vorne, Blick und Kopf weisen dabei leicht nach unten. Stabilisieren Sie Ihr Zentrum, indem Sie in der Region des Bauchnabels ruhen. Wie bewerten Sie die Einatmung in dieser Position? Wie verhält es sich bei beiden Möglichkeiten mit der Ausatmung?

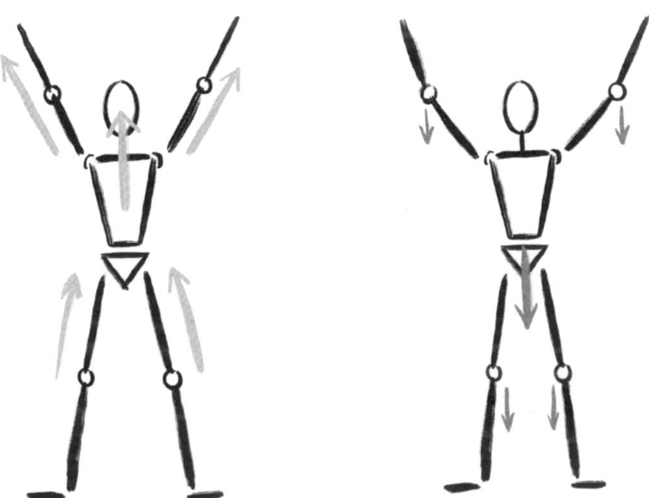

Abb. 21: Das Verhalten der Zentralgelenke in der Streckung

Sitzen

Eine allgemein gültige Sitzhaltung gibt es nicht. Wird sie dennoch postuliert, lässt sie den persönlichen Lebensfluss erstarren. Eine der Atemform folgende Sitzhaltung ermöglicht Freiheit und Atemfluss, so dass die Haltung von innen stimmt. In jedweder Position (Sitzen auf einem Stuhl, auf dem Boden mit angewinkelten oder gestreckten Beinen) gelten die oben beschriebenen Prinzipien des Stehens. Das Gewicht ruht eher vorne oder hinten, der Nacken ist lang oder kurz, das Becken gelöst oder stabilisierend. Folgen Sie dem abwärts drückenden Bild des Wasserfalls oder dem aufsteigenden Strahl des Springbrunnens und sitzen Sie so, dass Sie Ihrer Form folgen.

Erfahren: Die Rückenlehne

Setzen Sie sich auf einen Hocker oder auf einen Stuhl, ohne sich dabei mit dem Rücken anzulehnen. Wie ist es für Sie, wenn Sie längere Zeit sitzen müssen, ohne den Rücken anlehnen zu können?

Begreifen

Diese Aufgabe ist für eine Atemform anspruchsvoller als für die andere. Warum? Die unterschiedlichen Körpersegmente zeichnen sich durch einen niedrigen oder hohen Stoffwechsel aus, durch die Bevorzugung zur Kontraktion oder Expansion und durch die Möglichkeit, Haltearbeit zu leisten oder nicht. Die Rückenmuskeln des Einatmers liegen in einer hoch durchbluteten, expansiven Zone, die auf längere Haltearbeit nicht ausgerichtet ist. Längeres Sitzen ohne Rückenlehne – oder ohne ausreichende dynamische Bewegung zwischendurch – sorgt somit für größere Verspannungen und schnelleres Unwohlsein als beim Ausatmer.

Springen

Erfahren: Sprungkraft

Lassen Sie uns Ihre Sprungkraft trainieren. Stellen Sie sich hin und springen Sie ein paar Mal nach oben. Wie genau läuft dieser Vorgang ab?

Gehen Sie dabei zu Beginn kurz in die Hocke. Dann springen Sie auf und folgen dem biologischen Prinzip: der Vordehnung einer im Anschluss maximal zu aktivierenden Muskelgruppe.

Dann bitten Sie jemanden (oder stellen Sie es sich vor, wenn niemand da ist), Ihnen als Trainer bei dem Sprung zu helfen. Zunächst soll er Sie in dem Moment des Absprungs fördern. Er soll aktiv unter Ihre Rippen greifen und

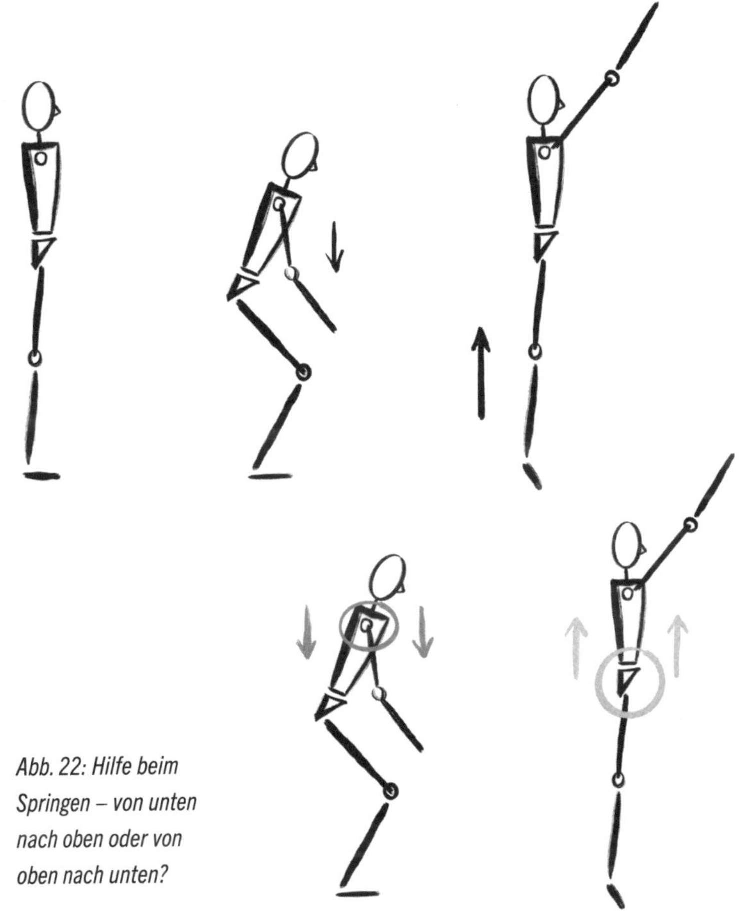

Abb. 22: Hilfe beim Springen – von unten nach oben oder von oben nach unten?

Sie am Brustkorb unterstützend in die Höhe stemmen. Dazu kann er sagen: »Achte vor allen Dingen auf den Moment des Abhebens. Wachse in die Länge und springe so hoch du kannst. Reiche mit deinem Körper in die Weite über dir.« Erleben Sie diese Sprungunterstützung ein paar Mal und lassen Sie sich dabei von dem Trainer begleiten. Jedes Mal, wenn Sie abheben, werden Sie an den Flanken unter dem Brustkorb für den Weg nach oben unterstützt. Wie fühlt sich das an? Wie springt es sich?

Jetzt kehren Sie die Übung um. Diesmal unterstützt der Trainer nicht die Überwindung der Schwerkraft, sondern die Vordehnung. Er wird Sie in dem

Moment, in dem Sie in die Hocke gehen, an den Schultern nach unten drücken, um Ihre Vordehnung zu optimieren und den Druck in den Boden zu verstärken. Der Trainer kann dies auch verbal begleiten: »Gehe mit so viel Kraft wie möglich in die Hocke und lass dein ganzes Gewicht in den Boden sinken.« Probieren Sie auch das ein paar Mal aus. Erfahren Sie die Unterstützung in der Abwärtsbewegung, indem das Gewicht auf Ihre Schultern verstärkt wird. Wie fühlt sich das an? Wie springt es sich so?

Merken Sie, welche Zuwendung Ihre Atemform braucht?

3 Gymnastische Sequenzen

Auch einfache gymnastische Bewegungen folgen den Grundprinzipien der Atemformen. Erste Orientierungspunkte für die Basisformen Rückbeuge, Vorbeuge, Drehhaltung, Stützhaltung und Gleichgewichtshaltung werden im Folgenden erläutert.

Rückbeuge

Für beide Atemformen gibt es eine Wirbelsäulenposition, die sich, wird sie aktiv in die Rückbeuge mit einbezogen, ungünstig auf die Atmung und die Bewegungsorganisation auswirkt. Beim Einatmer ist es das untere Ende der Wirbelsäule, der Knick am Übergang zwischen Lende und Kreuzbein, beim Ausatmer ist es das obere Ende der Wirbelsäule, die Position des Hals-Schädel-Gelenkes.

Erfahren

Rückbeuge, um die Einatmung zu fördern: Sie wird vom nach oben und hinten strebendem Brustbein eingeleitet und entspringt einem Impuls aus den Füßen, der im Brustbein seine Resonanz findet. Der in den Nacken fallende Kopf unterstützt diese Bewegung, während der untere Rücken lang und weich bleibt und das Becken die Stabilisierung übernimmt.

Rückbeuge, um die Ausatmung zu fördern: Man verlagert das bewegliche Becken weiter nach vorne und verstärkt in einem wohltuenden Maß den Knick im unteren Rücken. Unterstützt wird man dabei vom Gewicht der Stirn und

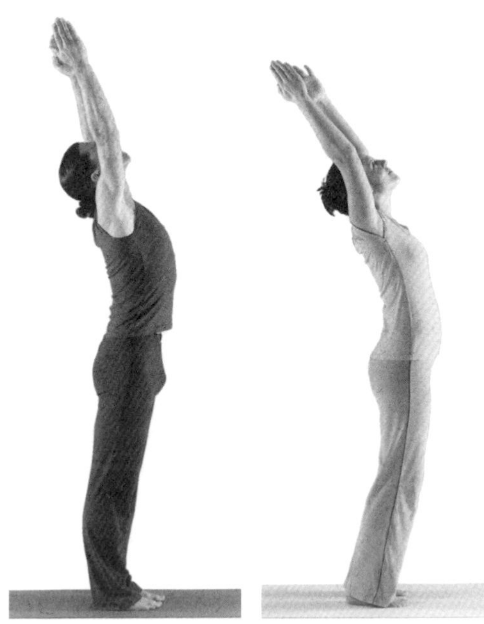

Abb. 23: Die optimale Rückbeuge gestaltet sich für die beiden Atemtypen gegengleich.

dem leicht nach vorn geneigten Kopf, welche die Bewegung des Beckens ausgleichen. Je ungestörter sich die Brustwirbelsäule und der Hinterkopf verlängern können, um so durchlässiger und fließender wird die Bewegung.

Kurzform

Je nach Atemform im Hals oder im Becken einen leichten Knick erlauben.

- Einatmer: Brustwirbelsäule (BWS) führt, Lendenwirbelsäule (LWS) gelöst und folgend.
- Ausatmer: Becken führt, Brustkorb bleibt statisch.

Vorbeuge

Für den Einatmer ist die Vorbeuge vom Prinzip her schwierig, da er sich dem Boden bewusst zuwenden muss. Er übergeht das Problem, indem er sich mit Fersen oder Becken, je nach Position, vom Boden in den Raum abdrückt und dem unteren Rücken Länge statt Arbeit anbietet. Die Bewegung kommt auch hier vom Brustbein, das bei aller Führung die Weichheit nicht verliert.

Für den Ausatmer ist die Vorbeuge naturgemäß leicht, weil der Körperschwerpunkt schon vorne liegt und so verstärkt werden kann. Die Beine hingegen sollte er nicht strecken. Die Verlängerung beim Ausatmer geschieht passiv, erkennbar in einer flexibel nach vorne nachgebenden Wirbelsäule.

Die Prinzipien der Vorbeuge sind markant und gelten für viele Bewegungsimpulse, die sich aus den Atemformen ergeben.

- Für die Einatmer gilt: erst in die Länge räkeln, dann mit der Ausatmung sinken.
- Für die Ausatmer gilt: erst sanft das Gewicht abgeben, dann aktiv mit der Ausatmung kippen.

Kurzform

Einatmer: Vorbeugen mit Streckung aus BWS; erst in die Länge räkeln, dann sinken.

Ausatmer: die Stirn führt; erst gewichten, dann kippen, ablegen.

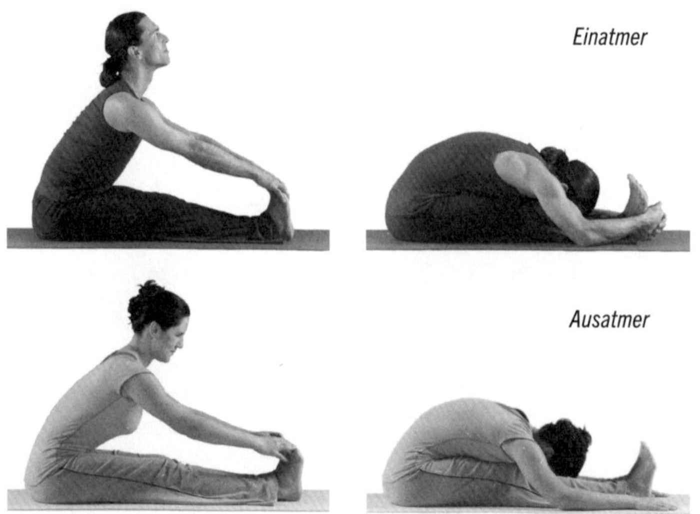

Abb. 24: So unterschiedlich kann eine Vorbeuge sein: mit durchgestreckten Beinen und nach hinten gebeugtem Hals – oder mit leicht gebeugten Beinen und langem Nacken.

Drehung

Die optimale Drehung für die Atemform des Einatmers: Die Drehung an sich entspricht dem dynamischen Prinzip des Einatmens. Der Brustkorb und die Brustwirbelsäule generieren den Antrieb und bringen den Körper in Schwung, Hals und Lendenwirbelsäule folgen gelöst, ohne zu überspannen. Als Ruhepol benötigt man ein zentriertes Becken, was im Sitzen besonders gut spürbar ist. Sobald die Drehbewegung auf Hals oder Lende übergeht, entstehen Spannungen, die der Einatmer nicht gut verträgt.

Drehung, um die Ausatmer zu fördern: Für den Ausatmer ist die Drehbewegung genau von den gegenteiligen Punkten anzusteuern. Im Sitzen führt der Kopf, im Stehen führt das Becken. Der Brustkorb bleibt stark zentriert.

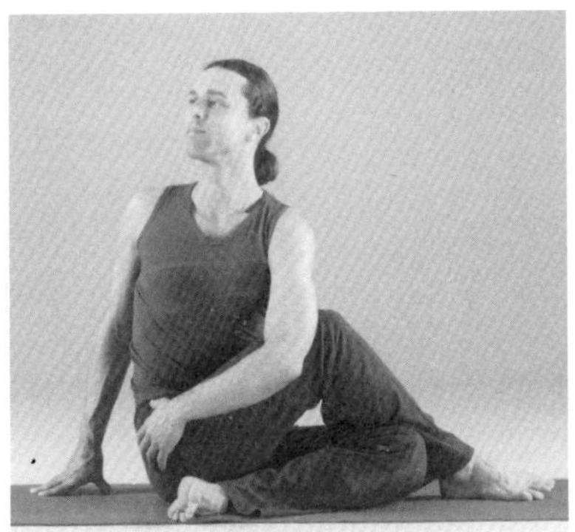

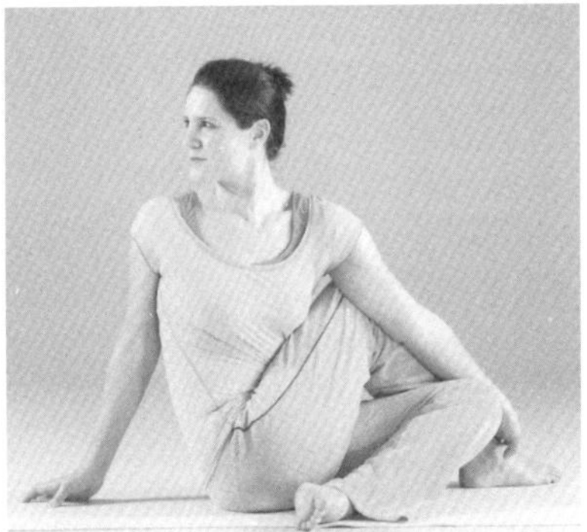

Abb. 25: Die typische Drehung wird entweder vom Brustkorb oder vom Becken eingeleitet.

Kurzform

Einatmer: Drehimpuls aus Brustkorb und zentriertem Becken
Ausatmer: Becken drehen, Brustkorb als Ruhepol

Gleichgewicht

Das Gleichgewicht muss jeder Mensch halten. Und zwar jederzeit, auch wenn das auf zwei Füßen gar nicht auffallen mag. Auf einem Bein stehend zeigt sich dies jedoch besonders gut.

- Einbeinstand für den Einatmer: Im Gegensatz zum Stehen ist eine einfache Einbeinstellung deutlich dynamischer und vom Einatmer bevorzugt. Hier nutzt er noch stärker als sonst den Widerstand des Bodens, um sich auf einem Bein zu strecken. Die Gleichgewichtskontrolle gelingt durch das dynamische Federn des Brustkorbs, der von den vorderen Halsmuskeln stabilisiert wird.
- Einbeinstand, um die Ausatmung zu fördern: Der Ausatmer hilft sich zunächst damit, das bewegliche Becken noch mehr in den Boden zu zentrieren. Dafür nimmt er eine stärkere Beugung in den Gelenken des Beins in Kauf. Noch stärker als sonst wird das dynamische Gewicht von Brustkorb und Hinterkopf stabilisiert.

Erfahren: Gleichgewicht

Wenn Ihr Gleichgewicht noch nicht stark ausgeprägt ist, halten Sie sich in jedem Fall, sobald wie nötig, an einer Stuhllehne oder der Wand fest. Stellen Sie sich zunächst auf ein Bein. In der Regel ist das von Ihnen ausgewählte Bein auch Ihr bevorzugtes Standbein. Spüren Sie, wie sich das Gewicht verteilt und wie es in Ihnen arbeitet, wenn Sie auf einem Bein stehen? Wachsen Sie über Fuß und Brustbein nach oben oder drücken Sie das Becken in den Boden?

Schließen Sie die Augen und erleben Sie – wenn auch nur ganz kurz –, wie Ihr Körper automatisch reagiert. Welche Zentren fangen schlagartig an, sich zu stabilisieren, welche bewegen sich dynamisch, welche übernehmen die Steuerung?

Kurzform

Einatmer: Bein in den Boden drücken, Widerstand nutzen, im Gelenk strecken, vom Boden weg, Blick in den oberen Raum

Ausatmer: in den Boden sinken, Gewicht dem Boden überlassen, passive Aufrichtung

Stützhaltung

Stützhaltungen entsprechen dem ausatmenden Prinzip, da hier die Spannkraft und Haltearbeit eine überragende Bedeutung haben. Ausatmer werden solche Stellungen lange halten können, unter der Voraussetzung, dass die großen Gelenke (Ellenbogen, Knie) leicht gebeugt bleiben und den Fluss der Haltearbeit nicht blockieren.

Der Einatmer achtet hingegen auf die stützende Streckung der Gelenke sowie ein flexibles Brustbein, das eine verstärkte Einatmung, die er für die ungewohnte Haltearbeit benötigt, ermöglicht.

Erfahren: Stützhaltung
Gehen Sie in eine leichte Stützhaltung, den Vierfüßlerstand. Achten Sie darauf, ob Sie die Ellenbogengelenke automatisch strecken oder nicht und ob Sie den Kopf beugen oder senken.

Was passiert, wenn Sie kurzzeitig beide Knie anheben?

Verlagern Sie jetzt Ihr Körpergewicht in Richtung der Wirbelsäule. Bewegen Sie sich vor oder zurück? Was ermöglicht die Vorwärtsverlagerung, was die Rückwärtsorientierung?

Was passiert, wenn Sie einen Arm oder ein Bein anheben? Was, wenn Sie sogar gleichzeitig Arm und Bein anheben?

Begreifen
In vielen Fällen, in denen sich Arme und Beine bewegen, werden aus statischen Stützhaltungen, die dem Ausatmer entgegenkommen, Gleichgewichtshaltungen, die die Übung dynamischer werden lassen und vom Prinzip der Spannkraft abweichen. Solange Sie in der reinen Stütze sind (auch in einer fordernden Stütze mit abgehobenen Knien), fühlt sich die Bewegung stimmig für Ausatmer an; kommen dynamische Zusatzanforderungen hinzu, kommt dies dem Einatmer entgegen.

Kurzform
Einatmer: gestreckte Gelenke, weite Brust, forcierte Einatmung
Ausatmer: gebeugte Gelenke, aktive Rumpfkontraktion

4 Sport

Häufig wird Gymnastik als eine Unterart des Sportes angesehen – ein Denkfehler, der zu einem falschen Bewegungs- und Körperverständnis führt. Die Gymnastik ist wie der Sport eine Unterform der Bewegung. Sport und Gymnastik unterscheiden sich deutlich voneinander, sind sogar gegensätzlich zu verstehen. Der Sport ist auf Leistung ausgelegt und häufig wettbewerbsorientiert, wobei die Bewegung des Körpers das funktionale Mittel ist. Der Körper wird zum Medium, welches nicht seinem Status nach bewegt werden will, sondern einer vernunftgesteuerten Spezialisierung.

Die Gymnastik will hingegen den Körper als Medium seiner selbst nutzen, als Therapeutikum in und für die Bewegung, wobei das Ziel nicht die zur Schau gestellte oder vollbrachte Bewegungsleistung oder Kunst ist, sondern die Übertragung in den Alltag. Um es deutlich auf den Punkt zu bringen: Das eine belastet den Körper, überfordert ihn oft, das andere unterstützt und heilt ihn. Ist das eine gut, das andere schlecht? Beide sind in der Natur vorgesehen: die Herausforderung und die Heilung, der Reiz und die Reaktion. Erst wenn der Reiz (Herausforderung, Sport) oder die Reaktion (Heilung, Gymnastik) geistigen Manipulationen unterworfen werden, die nicht der eigenen Atemform oder anderen biologischen Bedingungen Rechnung tragen, kommt es zu Überlastungs- oder Erschöpfungssymptomen.

Die sportliche Betätigung ist ebenso wie die gymnastische ihrem Grundsatz nach biomechanischer Natur und von daher über die Atemformen zu begreifen. Je optimaler man sich bewegen will, um so stärker kommt man seiner Atemform und somit seiner Lebensenergie nach. Erfolgreiche Sportler profitieren davon. Nicht selten trifft man jedoch auf Sportler, die mittels der Verkrampfung – der vom Willen getriebenen Überforderung – Erfolg haben. Die mögen ebenso erfolgreich sein, werden dabei jedoch auf belastende Prinzipien aufbauen und entsprechend verletzungsanfällig sein.

Ein außergewöhnliches Beispiel und Abbild der intuitiv optimal genutzten Atemform ist der berühmte Fußballspieler Christiano Ronaldo. Blickt man biomechanisch auf sein Bewegungsverhalten, erkennt man den sehr seltenen Fall von nahezu vollständiger Formreinheit, einem dem Atem konsequent folgendes Bewegungsverhalten, welches sonst nur Kinder bis zu einem Alter von drei bis sechs Jahren in dieser Form besitzen. Dass er selten verletzt ist und sehr erfolgreich seinen Beruf ausüben kann, verwundert aus Sicht der Atemformen nicht. Sein markanter, seinem Wesen entsprechender Torjubel – die Überstreckung des Rückens, des vollständigen Durchdrückens der Zentralgelenke in Armen und Beinen und des Nach-hinten-Werfens des Kopfes – stellt es eindrucksvoll zur Schau.

Erfahren: Jubeln

Das Tor, das es zu bejubeln gilt, muss nicht ein Fußballtor sein, sondern kann jede Sportart betreffen, bei der es darum geht, den rollenden oder fliegenden Ball in einen Punktgewinn zu verwandeln. Der Jubel, um den es in dieser Übung geht, ist sehr emotional: wenn man das Siegtor, den entscheidenden Korb, den Matchball oder Ähnliches erreicht hat. Wie also jubelt Ihr Körper?

Reißen Sie die Arme hoch, reißen Sie die Augen auf, strecken Sie die Brust heraus oder verdichtet sich alles nach innen?

Simulieren Sie den Jubel in einer für Sie realistischen Situation: Sie selbst haben gerade den entscheidenden Punkt gemacht oder ein von Ihnen bewunderter Profi. Was machen Ihre Ellenbogen, Ihr Brustkorb und Ihr Nacken? In welche Richtung zieht es, aus welcher Richtung drückt es?

Erfahren: Jubeln wie der andere

Eine sehr geläufige Jubelpose ist das Ballen der Faust, die Anspannung eines oder beider Arme als deutliche Abarbeitung des erregten Zustandes. Probieren Sie bewusst folgende zwei Optionen:

- *Zucken: Sie jubeln über ein Tor oder einen Sieg, indem Sie die eine Hand zur Faust ballen, ausgehend von der Kraft der Fingermuskeln, die feste zupacken. Die Faust schlagen Sie kurz nach unten auf einen imaginären Widerstand, ausgehend von nach unten führenden Ellenbogen, deren Energie vom Brustkorb stabilisiert wird. Es ist ein weniger als eine Sekunde kurzes Schlagen, Boxen oder Hauen, eine Explosion kurzzeitigen, höchst dynamischen Ausmaßes. Verstärken Sie diesen Jubel für das Tor zur Weltmeisterschaft, indem Sie ihn beständig wiederholen. Also sehr schnell, sehr kurz, von oben nach unten mit den geballten Fäusten hämmern. Jaaa!*
- *Sägen: Sie ballen wieder die Faust. Dieses Mal aber sind weniger die Finger, sondern das Hand- und Schultergelenk aktiv, unter Strom und Spannung. Diese Spannung bleibt auch im Moment der Explosion ihrem Wesen nach statisch und schwerfällig. Sie holen aus, indem Sie die Schulter und den gebeugten nach Arm nach hinten führen, und geben ihn dann mit voller Kraft nach vorne.*

Sie aktivieren sämtliche Bauchmuskeln und stärken Ihre Mitte mit einer kraftvollen nach innen rotierenden und geführten Sägebewegung. Einmal reicht Ihnen nicht; Sie holen mehrere Male kraftvoll, in gemessenem Tempo aus und sägen ebenso kraftvoll und in gemessenem Tempo wieder nach vorne. Wenn es die Situation hergibt und der Vorsprung groß ist, kann diese Säge einmalig und in der Ausführung langsam sein. Ist es das Siegtor in der letzten Minute, läuft die Sägebewegung schneller und häufiger ab. Probieren Sie alles aus.

Der Jubel kommt von ganz tief drinnen aus den Emotionen. Sportwissenschaftler haben bisher kein Interesse, diesen Teil des Spiels zu untersuchen. Doch Jubeln bildet archaisch ab, wie sich die Natur ihrer Atemform nach im Wesen ausdrückt.

Beobachten: Jubel analysieren
Schauen Sie sich Videos an oder achten Sie in echt drauf: Wie jubeln Menschen nach einem Tor, Korb, Spiel oder Sieg? Sind die Ellenbogen gestreckt? Geht der Finger nach außen oder die Bewegung nach innen? Ist die Säge dynamisch oder verengend, die Armbewegung in den Raum oder zum Körper orientiert? Welche Sportler können Sie sicher zuordnen, welche nicht?

Sportliches Training

Obwohl beide Atemformen notwendigerweise Dehnung- und Verengungszonen haben und benötigen, sie sich also im Zusammenspiel ähnlich sind, sind sie in ihrer Gestaltung unterschiedlich. Menschen sind sich ähnlich, aber nicht gleich.

Die Verengungszonen sind bei der Ausatemform zahlenmäßig und flächenmäßig deutlich in der Überzahl, so dass man verallgemeinernd von einem insgesamt geringeren Stoffwechsel ausgehen kann. Das entspricht dem Prinzip der Kontraktion, der Folge der Ausatmung, dem Wesen der Verdichtung.

Auf der anderen Seite verstoffwechselt der Einatmer deutlich mehr, da der Großteil seines Körpers aus Dehnungszonen besteht. Auch hier lässt sich verallgemeinernd sagen, dass sein Stoffwechsel primär dem Prinzip der Expansion, der Folge der Einatmung, unterworfen ist.

Es ist naheliegend, aufgrund dieser unterschiedlichen Stoffwechselvoraussetzungen eine unterschiedliche Kondition anzunehmen. Dies ist Fluch und Segen zugleich, denn: Wer generell behauptet, Ausdauer und Beweglichkeit werden durch eine dominante Einatmung, dagegen Kraft und Kraftausdauer durch eine dominante Ausatmung gefördert, schränkt seine Freiheit aufgrund der Pauschalisierung ein; und trifft doch gleichzeitig die Grundprinzipien in der richtigen Art und Weise.

Die Kondition umfasst Ausdauer, Kraft, Schnelligkeit und Beweglichkeit. Das sind Wesensmerkmale aller sich bewegenden Tiere, muskuläre Eigenschaften, um das Überleben zu sichern. Im natürlichen Bewegungsverhalten spielen die Differenzierungen keine Rolle, denn Tiere jagen, fressen, schlafen, spielen und vermehren sich mit Hilfe ihrer konditionellen Eigenschaften. Sie wenden sie an und folgen ihren Mustern, trainieren sie aber nicht willentlich. Das ist eine besondere Fähigkeit, die den Menschen in seiner Biologie vor anderen Tieren auszeichnet.

Beim Menschen wird daher beim Training, der bewussten, gezielten, planmäßigen Steuerung der konditionellen Voraussetzungen, die Beachtung der Atemformen interessant. Daher nun ein paar Tips.

Aufwärmen

Das Aufwärmen ist für alle Sporttreibenden sinnvoll. Je intensiver man sich bewegt, um so notwendiger ist es vor der eigentlichen Betätigung. Bislang geht die Sportwissenschaft von einem einheitlichen Modell aus, nach dem durch leichte und dynamische Bewegungen der Kreislauf angeregt, die Gelenke mobilisiert und die Stoffwechselfunktionen bereitgestellt werden sollen. Zusätzlich ist jedoch zur Verminderung der Verletzungsgefahr und zur Leistungsoptimierung eine Integration der Prinzipien der Atemformen äußerst sinnvoll.

Davon ausgehend, dass der Einatmer bereits eine gute Durchblutung mitbringt, sollte es bei ihm in erster Linie um die Mobilisierung der Gelenke und die Lockerung der Muskulatur gehen. Das heißt, die klassischen Prinzipien vieler Aufwärmprogramme (lockeres Laufen, dynamisches Dehnen, Gelenkmobilisation) sind optimal für solch einen Stoffwechsel. Der Einatmer nutzt Füße und Brustkorb zur Steuerung für federnde, schwingende und weitreichende Bewegungen. Genau dieses Verhalten gilt es im Aufwärmen vorzubereiten, indem die entsprechenden Muskelgruppen dynamisch gedehnt und mobilisiert werden.

Auf der anderen Seite steht der Ausatmer mit einer weitgehend geringen Durchblutung des Rumpfes und der Extremitäten, die er aber in den meisten Sportarten braucht. Bei ihm ist es wichtig, die dort arbeitenden Muskeln gezielt zu erwärmen. Funktionelles Kräftigen, am besten mit Hilfe von isometrischen Spannungsübungen, ist von Vorteil. Ein lockeres, den ganzen Körper betreffendes Warmlaufen oder Schwunggymnastik sind nicht angebracht;

stattdessen sind spezifische, sehr fordernde Reize mit entsprechenden Erholungsintervallen dem Stoffwechsel dienlich.

Cool-Down

Die gleichen Prinzipien gelten für die Nachbereitung. Der Einatmer sieht zu, dass er seine nach der Betätigung unter Spannung stehenden Muskeln in Rumpf und Extremitäten lockert (Auslaufen, Radfahren usw.), der Ausatmer konzentriert sich in erster Linie darauf, diese Bereiche statisch zu dehnen oder mit einem Entspannungsprogramm abzuschließen, damit er wieder seinem Element, der Ruhe und des Sich-Hingebens, folgen kann.

Achten Sie auf Ihre Atemform

Das wichtigste Element, auch beim Sport, ist die Instinktsicherheit – wenn Sie dieses Buch gelesen haben, können Sie dies auch »Verständnis Ihrer Voraussetzungen« nennen. Es ist ja so, dass sämtliche Hinweise und Übungsanforderungen während einer sportlichen Betätigung der jeweiligen Atemform zugutekommen oder nicht. Wenn Sie hören, dass Sie in den Bauch atmen und sich auf die Muskelspannung im Rumpf konzentrieren sollen, wissen Sie mittlerweile, welcher Atemform diese Idee entspricht, genauso, wie Sie es wissen, wenn jemand Sie auffordert, die Arme weiter in den Raum oder das Brustbein nach oben zu strecken.

Beim Sport kann man sich an einem einfachen Merksatz orientieren: Willst du etwas unternehmen, und dein Blut arbeitet in den Zonen der Verengung, dann lass es sein oder sei vorsichtig. Wenn die Dehnungszonen voll und ganz aktiviert sind, dann ist der eingeschlagene Weg richtig. Wissenschaftlich formuliert könnte man hier auch die beiden Bewegungsprinzipien »Dynamische Kraft« (Einatemform) und »Spannkraft« (Ausatemform) benennen. Erstere führt vom Körper weg, in die Dehnung; zweitere spannt zum Körper hin, in die Kontraktion (Verengung).

Durch diese Grundlagen kann jeder weiter das machen, was er will. Es gibt Marathonläufer in beiden Formen so wie es Geräteturner in beiden Formen gibt; und niemand wird ihre Leidenschaft hinterfragen müssen. Einzig das Bewegungsverhalten und die Anweisungen des Trainers sowie das Aufwärmen oder Abwärmen sind der Atemform entsprechend und dadurch professioneller zu betrachten.

5 Yoga

Yoga ist weder Sport noch Gymnastik; aber ein Teil dieser philosophischen Weltauffassung beschäftigt sich seit jeher mit körperlichen Übungen, dem sogenannte Hatha-Yoga. Dessen Vorgaben sind für das Verständnis der Atemformen ein gutes Anschauungsobjekt, weil sie so viel Wert auf Funktionalität legen. Wahrscheinlich wissen Sie mittlerweile, dass nur in seltenen Fällen in einem Yogabuch oder in der Yogastunde wirklich auf die Atemtypen geachtet wird. Die meisten Lehrer leben zwar ihre Form vor, haben aber gleichzeitig auch gegenteilige Verhaltensweisen von anderen übernommen. Nichtsdestotrotz können Sie viele interessante Erfahrungen machen und vielleicht auch begreifen, warum Sie den einen Lehrer bevorzugen und sich mit dem anderen schwerer tun.

Aufgrund der häufig funktionellen Ausrichtung und der bewussten Wahrnehmung beim Yoga hat man in solchen Fällen die Möglichkeit, grundlegende Beobachtungen des eigenen Bewegungsverhaltens zu analysieren.

Beobachten: Körperwille
Wo sehen Sie sich selbst? Sind Sie ein Mensch, der mit seinem Körper in Verbindung ist? Der weiß, was die Organe und Zellen brauchen, wie sie auf bestimmte Angebote reagieren? Oder verlassen Sie sich lieber auf Hinweise von Trainern, Lehrern, Ärzten und Gesundheitspädagogen?

Vertrauen Sie Ihrem Verstand mehr als Ihrem Körper?

Haben Sie Ihre Atemform in diesem Buch erfahren oder haben Sie sie verstanden?

6 Therapie

Wie die Atemformen therapeutisch zu nutzen sind, dazu wird man ein ganzes Buch vorlegen können; die Grundprinzipien sind Ihnen gleichwohl im Verlauf dieser Lektüre vor Augen geführt worden. Im optimalen Fall ist eine Therapie, eine Verbesserung oder Angleichung der Ressourcen, dann nicht mehr notwendig, weil Sie sich bereits an den biomechanischen Voraussetzungen orientieren und – je nach Situation und Eigenart – auch die biochemischen, also sekundären Faktoren mit einbeziehen können.

Die erste Aufgabe einer therapeutischen Intention ist es, die Körperorganisation in Harmonie zu bringen. Hier haben wir die zwei unterschiedlichen Herangehensweisen, die dem jeweiligen Atemtyp entsprechen. Darüber hinaus können wir den der Atemform entsprechenden Stoffwechsel berücksichtigen, der zwei unterschiedliche Optionen ermöglicht. Hier ein Beispiel.

Erfahren: Progressive Muskelrelaxation (PMR)

PMR ist ein mittlerweile fast hundert Jahre altes Entspannungsverfahren, das in vielen therapeutischen Interventionen eine Rolle spielt und mittlerweile sogar von den Krankenkassen bezuschusst wird. Die Grundüberlegung ist die folgende: Ein maximal angespannter Muskel kann anschließend auch maximal entspannen.

Vergegenwärtigen Sie sich Ihre Empfindung im rechten Arm. Lassen Sie sich dafür ein wenig Zeit. Dann spannen Sie mit einem Mal den Arm an, indem Sie ihn beugen und die Faust so fest wie möglich ballen. Das darf an der Stelle ruhig einmal etwas übertrieben sein. Halten Sie die Spannung für etwa zehn Sekunden.

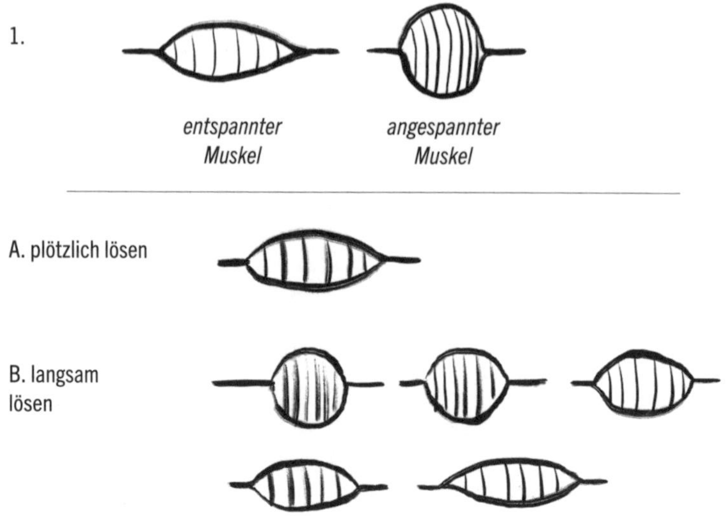

Abb.26: Plötzlich oder schrittweise entspannen?

Versuchen Sie für die nun folgende Entspannung zwei Möglichkeiten.

- *Erstens: Lassen Sie die Spannung plötzlich los, lassen Sie mit einem Mal alle Spannung heraus. Und vergegenwärtigen Sie sich anschließend, wie sich Ihr rechter Arm anfühlt.*
- *Zweitens: Lassen Sie die Muskulatur und den Druck nicht auf einmal los, sondern allmählich. Lassen Sie nach und nach locker. Wie fühlt sich Ihr rechter Arm jetzt an?*

Wem würden Sie therapeutisch gesehen welche Verfeinerung des Verfahrens anbieten?

Begreifen

Die Arme liegen beim Einatmer in einer Dehnungszone mit hohem Stoffwechsel, in dem die dynamische Schnellkraft führend ist. Demzufolge ist das abrupte Loslassen hier besonders geeignet. Beim Ausatmer liegen die Arme in einer Verengungszone mit niedrigem Stoffwechsel, in dem die geführte Spannkraft vorherrschend ist. Demzufolge ist das allmähliche Loslassen hier besonders geeignet.

Eine weitere Möglichkeit ist es, sich im Krankheitsfall die Wirkung von Wärme und Kälte der entsprechenden Zonen zunutze zu machen. Die Bedingungen sind: Es gibt einen lokalisierbaren Schmerz, und dieser ist nicht Teil einer umfassenderen medizinischen Beschwerde. Die Regel dazu ist einfach: auf die Wärmezone Wärme, auf die Kältezone Kälte. Beispiel Kopfschmerzen: Sind diese im vorderen Bereich, probiert der Einatmer eine kalte Auflage, der Ausatmer eine wärmende. Sind sie im Hinterkopfbereich, gilt das Umgekehrte.

Auf ein zweites Phänomen – Bauch- oder Magenschmerzen – bezogen, bedeutet dies das gleiche. Dem Einatmer bekommt hier Wärme, dem Ausatmer Kälte. Wenn Sie sagen, dass Sie als Ausatmer seit Jahr und Tag Ihre Magenprobleme mit Wärmflaschen behandeln und Ihnen das guttut, dann weichen Sie nicht von der Vorgabe ab, sondern handeln so, wie Sie es für richtig erachten. Das ist gut so! Die Wärme-Kälte-Therapie ist nur eine von jeweils zu prüfenden und nicht blindlings zu übernehmenden Möglichkeiten, sich der eigenen Atemform anzunähern.

Diese Beispiele für therapeutische Interventionen zeigen Prinzipien, die sich aus den Bedingungen der Atemformen ableiten lassen. Je nach Schwere oder Bedeutung ist es notwendig, einen Fachmann zu Rate zu ziehen.

Generelle Unterstützung

Wenn Sie oder andere Menschen, die Sie begleiten, feststellen, dass Sie nicht Ihrer Atemform gemäß leben und dieses Verhalten Ihnen nicht bekommt, dann helfen Sie sich zunächst mit den naheliegendsten Übungen. Diese sind: die grundlegenden Atemübungen (III.7), die funktionellen Bewegungsübungen (VI. 1 und VI.3), die Zonenmassage und die Organisation der fünf Bewegungssegmente (IV.3), das Prinzip der Raum- oder Bodenorientierung (IV.2) sowie die Nutzung des Atems bei einer verstärkten Anforderung (III.3). Integrieren Sie diese Übungen (als Wahrnehmung, praktische Erfahrung, gezieltes Training) in Ihren Alltag und kommen Sie früher oder später automatisch in Ihrer eigenen Atemform an.

VII
Stimme und Stimmung

Derjenige Bereich, der vom Wissen um die Atemformen bislang am meisten profitiert hat, ist die Gesangs- und Sprachpädagogik. Atem und Stimme hängen sehr eng zusammen, und Praktiker bemerken schnell, dass sich bei atemformgerechtem Verhalten die Stimme echter, persönlicher und kraftvoller gestaltet. Hier wirkt sich der richtige oder falsche Gebrauch der Atmung sofort aus. Wenn im Rahmen der Bewegungsschulung falsche Vorbilder das natürliche Verhalten einschränken, werden sie ein solches natürliches Verhalten auch im Rahmen der Gesangs- und Stimmbildung verhindern. Die Manipulation, die positive oder negative Einflussnahme, wirkt einschneidender, wenn die Kreativität im Körper gehemmt wird und der Ausdruck nicht mehr stimmig klingt.

Erfahren: der Stuhl

Stellen Sie sich aufrecht hin und bewegen Sie dann langsam Ihr Becken abwärts, so als wollten Sie sich auf einen imaginären Stuhl setzen. Beugen Sie Knie und Hüftgelenke und nehmen Sie behutsam diese sogenannte Stuhlposition ein. Dies ist eine der stärksten isometrischen Trainingsübungen und setzt den ganzen Körper unter Spannkraft. Im professionellen Gesangsunterricht soll diese Übung helfen, der Stimmbildung größtmöglichen Raum zu ermöglichen.

Wie atmen Sie in dieser Stellung? Können Sie tief einatmen oder besonders kräftig ausatmen?

Was können Sie tun, um auch der Einatmung gerecht zu werden? Probieren Sie einmal aus, dynamisch in den Beinen auf und ab zu wippen, diese Stellung also beständig aufzulösen und wieder einzunehmen, sie aus einer statischen Haltung in eine dynamische zu übertragen.

Der Musik- und Gesangslehrer wird bei dieser Übung, sofern sie nur die klassische statische Komponente umfasst, immer auf die gleichen Reaktionen treffen. Für die einen sind die Vorgaben des Lehrers zur Nutzung des Atems stimmig (im wahrsten Sinne des Wortes), für die anderen nicht. Das gilt für alle anderen Atem- und Stimmübungen genauso wie für die oben skizzierte begleitende Körperarbeit. Für die Schüler folgt daraus oft Fehleinschätzung, dass sie es nicht so gut können, wie es der Lehrer vorgibt. Dies hat aber oft gar nichts mit der persönlichen Qualität, sondern mit dem Unterschied der Atemform zu tun.

Dass die beiden unterschiedlichen Qualitäten in der Sprache seit jeher eine überragende Bedeutung haben, lässt sich am Beispiel der beiden bekannten klassischen Versmaße der griechischen Antike, dem Trochäus und dem Jambus, eindrucksvoll zeigen. Welche Atemform mit welchem Versmaß besser zurechtkommt, lässt sich erkennen. Der Trochäus zeichnet sich durch die Abfolge betonte Silbe – unbetonte Silbe aus; der Jambus durch die Abfolge unbetonte Silbe – betonte Silbe.

Erfahren: Trochäus und Jambus

Sprechen Sie die folgenden zwei Gedichtpassagen möglichst laut nach und intonieren Sie diese mit vollem Einsatz. Welches Versmaß fördert Ihre Atmung und fühlt sich stimmig an? Welches fühlt sich vielleicht schwerer oder unstimmiger an?

Trochäus
Schwester von dem ersten Licht,
Bild der Zärtlichkeit und Trauer!
Nebel schwimmt mit Silberschauer
Um dein reizendes Gesicht;
Deines leisen Fußes Lauf
Weckt aus tagverschloßnen Höhlen
Traurig abgeschiedne Seelen,
Mich und nächtge Vögel auf.

Jambus
Wie herrlich leuchtet
Mir die Natur!
Wie glänzt die Sonne!
Wie lacht die Flur!
Es dringen Blüten
Aus jedem Zweig
Und tausend Stimmen
Aus dem Gesträuch.
Und Freud und Wonne
Aus jeder Brust.
O Erd', o Sonne!
O Glück, o Lust,

Über die Stimme hinaus ist auch die Stimmung eine Möglichkeit, den sekundären Faktoren der Atemform näherzukommen. Die Stimmung ist Folge der inneren Stimme und kann sich je nach Situation unterschiedlich ausdrücken, wie die folgende Übung zeigen will. Aber Vorsicht: Die persönliche Biografie, individuelle Charaktereigenschaften oder situationsbedingte Zwänge erlauben hier keine unbedingte Zuordnung.

Beobachten: Streiten

Das ist natürlich eine blöde Übung – denn wer will schon streiten? Es ist aber auch eine naheliegende Übung – denn ob man will oder nicht, sind Streitereien ein notwendiger Teil der sozialen Interaktion.

Beobachten Sie in einem Streitgespräch, einer Diskussion oder einer Debatte sich oder andere und nehmen Sie wahr, welches Problem sich Ihnen oder den anderen Menschen zuvorderst stellt, welche Bedürftigkeit die größere ist: Nehmen oder Geben?

Konkret: Haben Sie den Eindruck, dass ein Mensch nicht alles loswerden kann, was er möchte; oder ist es vielmehr so, dass er nicht alles bekommen kann, was er will? Ist es zwingend notwendig, dies oder jenes zu sagen; oder unabdingbar dies oder jenes vom Gegenüber zu hören?

Denken Sie in diesem Zusammenhang daran, dass die aktive Einatmung die Luft ansaugt, sich nach ihr sehnt und die aktive Ausatmung sie ausdrückt und abgeben möchte.

VIII
Die Atemformen in der Welt

1 Diagnostik

Nachdem Sie viele Übungen erfahren und die dazugehörigen theoretischen Zusammenhänge begriffen haben, folgt an dieser Stelle eine Zusammenfassung der diagnostischen Möglichkeiten. Um die Atemform eines Menschen zu bestimmen, unterscheiden Sie unbedingt zwischen primären und sekundären Faktoren. Erstere folgen der biomechanischen Logik und sind eine direkte Folge der Atempräferenz, zweitere sind mögliche Auswirkungen auf der biochemischen Ebene, die sich genauso gut auch anders zeigen können, da der innere Stoffwechsel noch von vielen anderen Faktoren als der Atemform beeinflusst wird.

Primäre Faktoren

Beobachten können Sie die Haltungen des Menschen im Stehen, Sitzen und Liegen, die Vor- oder Rückwärtsneigung des Kopfes, den gebeugten oder langen Nacken, das Auf- oder Abwärtsstreben des Brustkorbes, die Gewichtsverteilung auf Vorderfuß oder Ferse und die Streckung der Extremitäten in den Zentralgelenken Knie und Ellenbogen. In der Bewegung können Sie zusätzlich die Betonung des Vorderfußes oder der Ferse sowie die Führung der Organisation von Becken oder Brustbein ausgehend wahrnehmen. Bei der Gesamtausrichtung, vor allen Dingen beim dynamischen Springen oder Gehen, erkennen Sie die grundsätzliche Ausrichtung Richtung Raum und Weite oder Boden und Erde.

Hören können Sie die Atemformen besonders gut im Schlaf und beim Orgasmus sowie in ruhigen oder besonders befriedigenden Alltagsmomenten: einen schiebenden und schnaubenden oder ziehenden und schlürfenden Atem. In Stress- oder Überforderungssituationen lauschen Sie dem kurzen Einsaugen oder Auspusten der Atemluft.

Sekundäre Faktoren

Beobachten kann man nach der Zonenmassage oder nach vollständiger formgerechter Atmung die Gesichtsfarbe, die Röte oder Blässe, und das klare oder matte Strahlen der Augen als Resonanz.

Hören kann man eine zärtlich-rauchige oder eine klar-glockige Stimme, das zackige fersenbetonte Aufsetzen beim Schritt des Einatmers oder das schwere-dumpfe Vorderfuß-Schlurfen des Ausatmers.

Erfragen kann man die Ernährungsgewohnheiten und die Vorlieben und Abneigungen einer Person in Bezug auf bestimmte Körperpartien gegenüber Wärme oder Kälte.

Trotz aller Möglichkeiten der Diagnostik und der sich daraus ergebenden Chance, die Atemform eines Menschen zu bestimmen, sollte die jeweils gegenüberliegende Position nicht außer acht gelassen werden.

Erfahren: das Gegenteil

Suchen Sie sich eine der Übungen dieses Buches heraus, in der Sie sich besonders gut wiedererkannt haben; in der Sie sich sicher waren, dass die eine Variante Ihrer Neigung entsprach und die andere nicht. Probieren Sie die Übung noch einmal. Machen Sie daraufhin die Übung für die andere Atemform und fragen Sie sich, wenn Sie die Position des anderen Atemtypus' einnehmen, was das für Sie bedeutet: nicht nur auf einer körperlichen Ebene, sondern auch auf einer mentalen oder emotionalen. Was drückt diese Haltung aus, was bewirkt sie in Ihrem ganzen Wesen?

Als zweites suchen Sie sich eine Übung aus, bei der Sie sich nicht sicher waren oder Sie tendenziell das Verhalten der anderen Atemform bevorzugen würden. Auch hier probieren Sie wieder beide Positionen aus und stellen sich die gleichen Fragen: Was drückt die Position der gegensätzlichen Form für mich aus? Wie nehme ich sie wahr und was bewirkt sie in mir?

Mit diesen Übungen verstehen Sie nicht nur ein Stück weit das Andersartige in der Welt, sondern auch das Andersartige in Ihnen. Wenn Sie sich in einer bestimmten Situation zum Gegentyp hingezogen fühlen, hat dieses Verhalten eine spezifische Berechtigung. Sie erkennen ein körperliches

Hilfskonstrukt, das in einer bestimmten Phase oder einem besonderen Moment notwendig gewesen ist. Auch wenn Ihnen dies im Erwachsenenalter nicht mehr bewusst ist, können Sie diesen Erfahrungen mit Hilfe der Empfindung Ihres Körpers näherkommen. So können Sie nicht nur verstehen, warum Sie in bestimmten Momenten froh sind, Ihre Atemform erkannt zu haben, sondern auch, warum Sie sich in manchen Situationen zur Gegenform hingezogen fühlen.

2 Wie kommen die Atemformen in die Welt?

Beobachten: außerirdische Beeinflussung

Erinnern Sie sich an die praktischen Übungen dieses Buches und vergegenwärtigen Sie sich, dass Ihr Körper in vielen Fällen eine der beiden Möglichkeiten bevorzugt. Ihr Blick reicht meist eher leicht über oder unter den Horizont, Ihr Becken ist lieber statisch oder dynamisch, Ihre Ellenbogen entweder aktiv oder passiv gestreckt.

Jetzt erlauben Sie sich zu erfahren, dass Ihr Körper deshalb eine dieser beiden Möglichkeiten bevorzugt, weil entweder der Mond zum Zeitpunkt Ihrer Geburt führend gewesen ist (nämlich ziehend) – oder die Sonne (nämlich drückend). Sie folgen dieser Prägung der Expansion (Zug) oder Kontraktion (Druck), weil Ihr erster Atemzug Sie dorthin geführt hat.

Was bewirkt diese Erklärung in Ihnen?

Kommt Ihr gesunder Menschenverstand mit der Vorstellung noch klar, dass außerirdische Kräfte die Grundlage Ihrer Atemform sind?

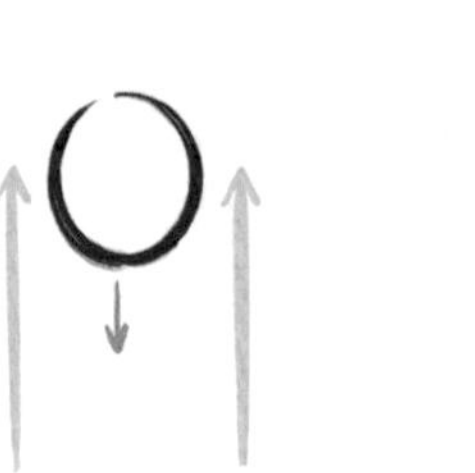

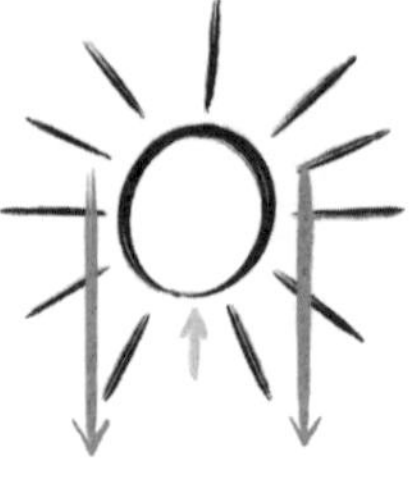

Abb. 27: Zug und Druck auf der Erde werden in unterschiedlichem Maße von Mond und Sonne gewährleistet.

Diese für viele Menschen schwer zu begreifende Erklärung ist im Grundlagenbuch der Atemformen ausführlich belegt und dargestellt worden. In aller Kürze gilt: Entscheidend sind die Prinzipien von Zug und Druck, von führender Expansion oder führender Kontraktion. Diese Führung ist eine Prägung des ersten Atemzugs des Lebens, die Atemform ist damit eine Konstante von Geburt an. Sie ist eine natürliche Begebenheit, eine Regel, die sich mit Biologie, Physik und Biomechanik berechnen und mit der sich wunderbar arbeiten und leben lässt.

Gleichwohl wäre es fahrlässig, diese Theorie vorne anzustellen und sie als Gesetz vorab zu postulieren. Derlei Schwierigkeiten erfuhren und erfahren diejenigen, die sich bislang damit – wenn auch mit anderem Namen und anderen Erklärungen – an die Öffentlichkeit gewagt haben.

Erwähnt werden soll zunächst der Musiker Erich Wilk (1923–2000), der das Prinzip der Atemformen, wenn auch unter einer anderen Bezeichnung, erstmalig 1949 in einer kleinen Schrift publiziert hat. Seine vielfältigen empirischen Beobachtungen sind die Grundlage für die literarischen Veröffentlichungen der Ärzte-Familie Hagena ab den 1990er Jahren, die ebenfalls im Rahmen der Benennung eigene Wege gegangen sind. Deren erfundener Begriff »Terlusollogie« deutet auf eine Schwierigkeit, die die bisherigen Autoren damit haben, sich mit diesem einfachen Naturprinzip auseinanderzusetzen. Dass jene krude Zusammenstellung von Erde (Ter), Mond (Lu), Sonne (Sol) und Pseudowissenschaft (Logie) als »Erfindung« der Familie Hagena schreibgeschützt wird, ist irritierend; dass man nur mit den Atemformen arbeiten darf, wenn man ausgebildeter Terlusollogie-Lehrer ist, am Wesen der Natur vorbeigedacht.

Die Eltern der Erde: Sonne und Mond

Sonne und Mond wirken beide mit Zug- und Druckkräften auf die Erde ein. Die Sonne ist führend im Druck (Lichtsendung) und passiv im Zug (Anziehungskraft an Wasser und Materie). Der Mond ist führend im Zug (Anziehungskraft) und passiv im Druck (Lichtsendung). Aktiv und passiv meint hier, dass die Wirkung verstärkt oder abgeschwächt zur Geltung kommt.

Das Licht des Mondes in der Nacht hat die gleichen biochemischen Auswirkungen wie das der Sonne am Tag. Die lebenswichtige Photosynthese vollzieht sich genau gleich; nur ist die Intensität der Lichtstrahlen zu gering, als dass dies entscheidenden Einfluss haben könnte. Gleiches gilt für die Anziehungskraft der Sonne. Auch sie zieht gemeinsam mit dem Mond am Wasser der Erde, was man bei Springfluten an Neu- und Vollmond (wenn beide Körper in einer Richtung wirken) erkennen kann. In erster Linie aber folgen alle Wassermoleküle der Erde dem Mond, auch all jene, die gerade jetzt beim Lesen in Ihrem Körper fließen.

So hat jeder dieser beiden außerirdischen Körper eine führende Phase, man könnte sie auch aktiv nennen, und eine abgeschwächte Phase, die man auch als passiv bezeichnen kann. Das Spannungsfeld beider ermöglicht das Leben auf der Erde, denn zusammen formen sie eine Welle, die entweder verstärkte Zugkräfte oder verstärkte Druckkräfte offenbart und je nach Jahreszeit und Mondstand einen Ausschlag in die eine oder andere Richtung ergibt.

Konkret arbeitet man mit einem Prozentualsystem, das den Sonnen- und Mondeinfluss in Werten von jeweils 1 bis 100 Prozent angibt (Sommeranfang = 100 Prozent Sonneneinfluss, Winteranfang = 1 Prozent Sonneneinfluss; Vollmond = 100 Prozent Mondeinfluss, Neumond = 1 Prozent Mondeinfluss). Der höhere Prozentwert der beiden Kräfte im Vergleich zueinander bestimmt die Qualität des Tages (entweder mehr Mond- oder mehr Sonneneinfluss; entweder zuglastig oder drucklastig), und sie formt so den Atemtyp.

Es gibt einen Graubereich, in dem die Differenz beider Werte bei 10 Prozent oder weniger liegt. Diese sogenannten Fragezeichentage lassen es nicht zu, dass die Lebewesen, die an diesem Tag geboren werden und erstmalig atmen, per Berechnung eingeordnet werden können. Die Atemformen dieser Wesen müssen erfahren, erfragt und erspürt werden. Gleiches gilt für in Äquatornähe geborene Menschen, da die Sonnenenergie dort nicht eindeutig zugeordnet werden kann. Wie anhand des Aufbaus dieses Buches ersichtlich geworden sein sollte, ist es für jeden Menschen, jeden Atmer von Vorteil, wenn er seine Atemform auf diese praktische und selbstverantwortliche Weise ermittelt. Eine Berechnung ist immer ein von außen vorgegebener Kodex und keine innere körperliche Erfahrung. Mit Hilfe dieses Buches und der Prioritären der Wahrnehmung haben Sie auch ohne das theoretische Wissen und eine Berechnung die Möglichkeit, die Atemformen in ihrer Gänze zu durchdringen.

3 Ausblick

Erfahren: Innehalten

Lesen Sie die folgenden Fragen und halten Sie nach jeder einzelnen anschließend inne. Beantworten Sie die Fragen dann ausführlich, gespeist aus Impulsen, die tief in Ihnen erklingen.

- *Was kann ich mit den Atemformen anfangen?*
- *Wo setze ich die Atemformen zukünftig ein?*
- *Wo behindern mich die Atemformen zukünftig?*
- *Was möchte ich weiter erforschen und entdecken?*

Die Frage nach den Hindernissen, die sich aus dem Wissen um die Atemformen ergeben, ist ungewöhnlich – und zugleich notwendig. Die Atemformen, wie sie hier präsentiert werden, wollen nicht überzeugen oder bestimmen. Sie sind ein Geschenk der Natur, und Sie sind eingeladen, sie zu kosten, zu schmecken, zu riechen und zu spüren. Wie weit Sie das tun, wie viel Freude Sie daran haben und wie viel Einfluss dies in Ihrem Leben haben wird, ist Ihre eigene Entscheidung. Tatsächlich werden Umsetzung und Integration besser gelingen, wenn Sie sich auch der negativen Auswirkungen bewusstwerden. Das hört sich ungewöhnlich an, hat aber einen praktischen Hintergrund. Menschen können dann etwas Neues aufnehmen, wenn sie auch bereit sind, etwas Altes dafür hinter sich zu lassen.

Ein Beispiel für eine Behinderung durch das Wissen um die Atemformen: Sie können nicht einfach nur mehr Sport machen, weil Sie darauf achten werden, wie formgerecht oder nicht formgerecht Ihnen die Hinweise präsentiert werden. Oder: Sie verzichten zukünftig auf mehrgängige Menüs beim Essen, obwohl Sie diese vom sozialen Standpunkt aus sehr geschätzt haben, aber nun den Bedürfnissen Ihres Verdauungstraktes Rechnung tragen wollen.

Sie finden selber noch viele weitere Behinderungen und Einschränkungen; genauso wie Sie Vorteile, Einsatzmöglichkeiten und ungestellte Fragen finden werden.

Gerade weil die Atemformen so selten beschrieben worden sind, freue ich mich über jede Anregung und über Erfahrungsberichte, wo Sie die Atemformen in anderen Lebensbereichen, methodischen Überlegungen oder fremden Kulturen wiederfinden. So ermöglichen Sie, die Atemformen ihrem Wesen nach so populär zu machen, wie sie es auf der physiologischen Ebene bereits sind.

Sie atmen ein und (!) aus – und sind sich bewusst, dass eine der beiden Phasen dominiert. Tragen Sie dieser Führung Rechnung, erhalten Sie ein kostbares Geschenk: die natürliche Lebendigkeit in Ihnen.

Literatur

Anders, Frieder: Das Qi verwurzeln: Qigong und Atemtypen, 2020.

Brecklinghaus, Hans-Georg: Rolfing-Movement, Die Praxis für den Alltag, 2007.

Diamond, John: Der Körper lügt nicht, 6. Auflage, 1990.

Gerhards, Marco: Die Studio-Bewegung - Wie der Mensch gesund und fit werden will, und woran er sich dabei orientieren kann, 2011.

Gerhards, Marco: Die Atemformen beim Menschen, 2016.

Hagena, Christian: Grundlagen der Terlusollogie: Praktische Anwendung eines bipolaren Konstitutionsmodells, 2000.

Hagena, Christian: Terlusollogie – Durch typgerechtes Atmen zu mehr Körpergefühl und Gesundheit, 2003.

Hüter-Becker, Antje; Dölken, Mechthild: Biomechanik, Bewegungslehre, Leistungsphysiologie, Trainingslehre, 2004.

Jacobs, Dore: Die menschliche Bewegung, 1972.

Jacobs, Dore: Bewegungsbildung – Menschenbildung, 1978.

Kia, Romeo Alavi; Schulze-Schindler, Renate: Sonne, Mond und Stimme, Atemtypen in der Stimmentfaltung, 1996.

Sedlá ková, Ianna: Vorstudien zu einer Dissertation über menschliche Atemmuster, unveröffentlicht, 2012, online unter:www.oegfmm.at/lib/exe/fetch.php/atemmuster-sedlackova-praesentation-15-05-2012.pdf

Seidler-Winkler, Brigitta: Im Atemholen sind zweierlei Gnaden, Terlusollogie und Stimme, 2004.

Trökes, Anna; Seyd, Margarete: Yoga und Atemtypen: Fachbuch für eine individuelle Yogapraxis für Lehrende und Lernende, 2008.

Unbekannter Autor: Atmung, online unter: http://www.passail.eu/krankenpflege/atmung.htm

Unbekannter Autor: Atmung, in: Lexikon, Spektrum des Wissens, online unter: http://www.spektrum.de/lexikon/biologie/atmung/5850

Unbekannter Autor: Unsere Atemwege, online unter: https://www.lungenaerzte-im-netz.de/unsere-atemwege/funktion/

Wilk, Erich: Typenlehre - Magnetismus, Charakter und Gesundheit, 1949.

Abbildungsverzeichnis

Alle Zeichnungen Thomke Meyer, außer
Abbildung 6: Tom Wang/shutterstock.com
Abbildung 18 und 19: Dragon Design GB
Abbildung 23, 24, 25 aus: Trökes, Anna; Seyd, Margarete: Yoga und Atemtypen, Aurum 2008 .Wir danken für die freundliche Abdruckgenehmigung.

Über den Autor

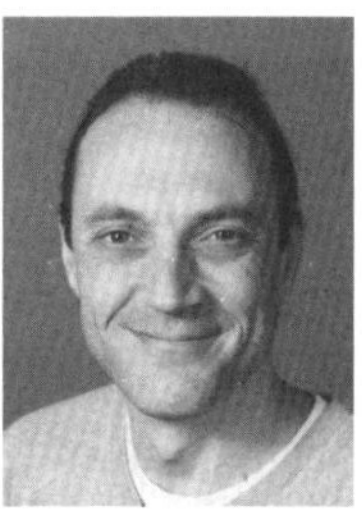

Marco Gerhards ist staatlich anerkannter Sport- und Gymnastiklehrer und hat ein abgeschlossenes Magisterstudium in biologischer Anthropologie, neuerer Geschichte und Medizingeschichte. Er arbeitet als wissenschaftlicher Autor, Dozent in der Aus- und Fortbildung sowie als selbständiger Körpertherapeut. Er lebt im Freiburger Raum und bietet Seminare und Einzelsitzungen an. Die Botschaften des Körpers und der Natur stehen bei seiner Arbeit im Vordergrund. Weitere Informationen finden Sie auf den Seiten www.atemformen.de und www.body-reading.de. Wenn Sie den Autor direkt kontaktieren möchten: info@atemformen.de

Hier kann man sich zum **Neue Erde-Newsletter** anmelden:
newsletter.neueerde.de/anmeldung

NEUE ERDE im Buchhandel

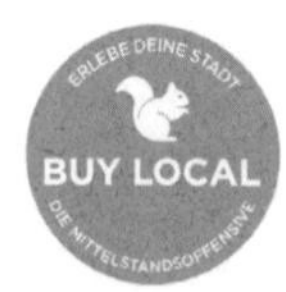

Neue Erde ist ein kleiner unabhängiger Verlag, und der unabhängige Buchhandel ist unser natürlicher Partner. Wir unterstützen die Initiative »buy local«.

Sollte es Lieferschwierigkeiten bei den Büchern von NEUE ERDE geben, lassen Sie immer im VLB (Verzeichnis lieferbarer Bücher) nachsehen, im Internet unter **www.buchhandel.de**

Alle lieferbaren Titel des Verlags sind für den Buchhandel verfügbar.

Sie finden unsere Bücher auch auf unserer Homepage **www.neue-erde.de** oder in unserem Gesamtverzeichnis, welches Sie gerne hier anfordern können:

NEUE ERDE GmbH
Cecilienstr. 29 · 66111 Saarbrücken
info@neue-erde.de

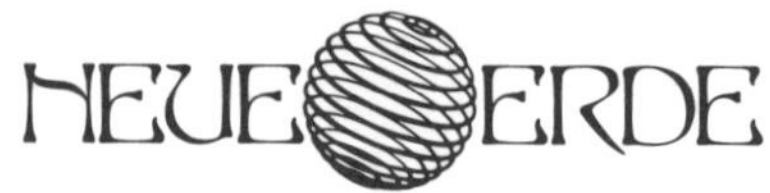